016

知らないと怖い血管の話

心筋梗塞、脳卒中はなぜ突然起きる?

高沢謙二

PHP
Science
World

PHPサイエンス・ワールド新書

目次

知らないと怖い血管の話

〜心筋梗塞、脳卒中はなぜ突然起きる？

序章

「え、まさか、この私が」にならないために

第1章

「え、まさか」の血管の事故はなぜ起きる

第2章
「中心血圧」で寿命が決まる

第3章 血管からのメッセージ

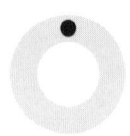

第4章 塩と高血圧

第5章
高血圧のより良いコントロール

第6章 血管を硬くしない生活

序章
「え、まさか、この私が」にならないために

「まさか」に不思議の「まさか」なし

心筋梗塞《しんきんこうそく》を起こした人が一命をとりとめて元気を取り戻し、日常生活への復帰が見通せる頃になると、病室を訪れた私に必ずこんな話をされます。

「え、まさか、この私が、と思いました」

横にいる奥さんも、

「え、まさか、うちの人が、と思いました」

と相槌を打ちます。ご本人もご家族も、心筋梗塞を起こすことをまったく予期しなかったし、予兆となる症状もまるでなかった、という話になります。予期せぬ出来事に見舞われたことを「え、まさか」という言葉に託されます。

見舞いに訪れた人も「とても元気に過ごしていたのに信じられない。え、まさか、と思ったよ」と話しています。

「え、まさか」という言葉がしきりに登場するひと時は、心臓の病気の治療を専門とする病棟でおなじみの光景と言えるでしょう。

心筋梗塞を起こした本人も、家族も、まわりの人達もみんなが「え、まさか」と驚くのは、命にかかわる血管の事故は、元気に過ごしている人に突然起こる、という特徴があるからです。

命にかかわる血管の事故は全身のどの場所の血管でも起こりますが、心臓や脳で起こると大騒ぎになるのは生命を左右する大事を招くからにほかなりません。

さて、心筋梗塞を起こして「え、まさか」と驚いた患者さんは「まったく異常を感じることもなく元気に過ごしていました」と言われます。

「でも、それまでに健診で何か指摘されたことや注意されたことなど、思い当たることはないでしょうか」とよくよく聞いてみると、「血圧が高いと言われて気になってはいたのですが、そのままにしていました」「そう言えば、若い頃からコレステロールの値が高いって言われていました」、などと、何かしら問題があったことが明らかにされてきます。

「え、まさか」に不思議のまさかなしです。命にかかわる血管の事故を起こす原因はサイレント・キラー（静かなる殺し屋）と言われるように、元気に毎日を過ごしている時から静かに進行しているのです。

口が堅い血管が異常を伝える時

症状をなかなか現さない「沈黙の臓器」といえば肝臓が有名ですが、肝臓と並ぶ沈黙の臓器は次のどれでしょうか？

①胃
②血管
③肺

正解は②の血管です。

私達の体の臓器は異常が起きた時、痛みなどの異常を伝えるシグナルを出して緊急事態が起きていることを教えてくれます。胃の痛み、歯の痛み、腰痛など、私達は痛みを感じることで異常を知り、早くその痛みを解消したいと思います。

しかし、臓器の中にはなかなか異常シグナルを発しないものもあります。沈黙の臓器と呼ばれているように、肝臓はかなり悪くなるまで痛みや異常を自覚することがない臓器ですが、実は、血管も口が堅いことでは肝臓にひけをとらない沈黙の臓器なのです。

え、血管って臓器なの？　と疑問をもつ人がいるかもしれませんが、まずは、血管は臓器の一つであることを理解しておきたいものです。

私達の体の血管は、すべてをつなぎ合わせると地球を2周半もする長さをもつ人体最大の臓器なのです。

とても口が堅い血管が異常を伝える時は、血管が詰まる梗塞や血管が破れて出血を起こした時など、ギブアップ寸前かギブアップしてしまった後です。切羽詰まってからしか音《ね》を上げないので、「え、まさか」と驚いてしまうのです。

血管そのものを硬くするものと一時的に硬くするもの

血管の老化（硬さ）を反映する指標となるものは、次のどれでしょう？

①体重

②血圧の値

③脈拍

正解は②血圧の値です。

沈黙の臓器と言われる血管ですが、血管の状態をよく反映する数値が血圧の値です。

心臓を出た血液が体のすみずみに届き、その血液がまた心臓に戻ってくる。そんな血液循環にとって大切なことは、血管の緊張をやわらげ血液の流れを邪魔するものをできるだけなくして、血液を通りやすくすることです。ところが、血管が硬く変化すると、血液が通りにくくなります。血液の流れが悪くなるので、血管の壁には血液とともに運ばれてきたコレステロールなども溜まりやすくなります。

通りが悪くなった状態の血管に血液を通すため、心臓は強い圧で血液を送り出す必要があります。血圧が高くなる原因にはいろいろなものがあり、そんなに単純な話ではありませんが、血液の流れが悪いことが血圧を高くする原因となることを理解しておきたいと思います。

また、血圧を高くする原因として塩分のとり過ぎがあります。塩と高血圧については章を設けて（第4章）述べることにしましょう。

ところで、血管が硬くなる原因としては、血管そのものを硬くするものと、血管を一時的に硬くさせるものがあります。

血管そのもの（血管の素材）を硬くする原因には年をとること（加齢）、動脈硬化、脂質異常症（高脂血症）、糖尿病などがあり、血管を一時的に硬くさせる原因には高血圧、交感神経の緊張、ストレス、寒さ（血管の収縮）などがあります。

血管そのものを硬くする原因が改善されないと、血管の硬い状態はますます進行します。血管を一時的に硬くさせる原因が改善されないと、常に血管は硬い状態となります。

血管そのものを硬くする動脈硬化とは、①血管が硬くなる、②血管の壁が厚くなる、③血液の通り道（血管の内腔《ないくう》）が狭くなる、という三つの変化が起こることです。

血管の硬化は動脈だけでなく静脈にも起こります。ただし、静脈硬化は動脈硬化とは異なり、体へのダメージが小さいのです。静脈は体の老廃物や二酸化炭素などのゴミを運び出す通路にあたりますが、ゴミの通路なら多少詰まっても体へのダメージは少ないと言えるでしょう。

高血圧は血管の硬さを映し出す指標となることを紹介しましたが、高血圧の状態が続くと血管は常に硬い状態になるとともに、動脈硬化も進めます。血管そのものを硬くするものと血管を一時的に硬くさせるものはお互いに影響しあってもいるのです。

また、悪い生活習慣（食べ過ぎ、飲み過ぎ、運動不足に代表される）を続けていると、血管そのものを硬くするものと血管を一時的に硬くさせるものが互いに悪い影響を与えあう悪循環を招きます。

しかし、良い生活習慣（食べ過ぎない、飲み過ぎない、運動をよくするに代表される）を続けていると、血管そのものを硬くするものと血管を一時的に硬くさせるものはお互いに良い影響を与えあい、両方ともに改善される好循環を招きます。

つまり、生活習慣の改善を実行して、血管そのものを硬くする原因と、血管を一時的に硬くする原因を車の両輪のように改善することが大切なのです。

年をとること（加齢）は生命あるものの宿命ですが、高血圧をはじめ、動脈硬化、脂質異常症、糖尿病、交感神経の緊張、ストレス対策、寒さ対策などは、自分で改善できるものばかりです。また、自分で行う改善だけでは間に合わない遺伝や体質などが原因になっている場合は、受診して治療を受け、薬を飲むことでよく改善されます。

血管を硬くする生活習慣病と喫煙

ところで、高血圧、糖尿病、脂質異常症などの生活習慣病と喫煙は、血管を硬くする四つの危険（4大リスクファクター）と言われます。これらは一つだけでも血管の老化（動脈硬化）を進めますが、重なれば重なるほど血管の老化は加速され、命にかかわる血管の事故を起こす危険性が高まります。

私は、わかりやすく「3倍の法則」をもとに改善の大切さを強調しています。

たとえば、高血圧があると命にかかわる血管の事故を起こす危険率は健康な人の3倍になります。これに糖尿病が加わると3×3で9倍に上昇します。さらに脂質異常症と喫煙が加われば3の4乗というわけで81倍の危険率に跳ね上がります。

しかし、幸いなことにその逆もまた可能なのです。81倍の危険率の人が禁煙すると27倍に減り、その人がもう一つ改善することができれば9倍へと急減します。

高血圧、糖尿病、脂質異常症を予防し、すでにそれらの病気を指摘されている人は治療をきちんと受けて必要な薬を飲み、基準値（正常値）の範囲に改善した状態を続けることが大切です。そして禁煙の実行が欠かせません。

これまでは血管の老化は進行するばかりで改善することはない（血管が若返ることはない）と考えられていました。しかし、食事や運動をはじめ、生活習慣を改めれば改善する（血管は若返る！）ということがわかってきたのです。

血管からのメッセージの重大さ

血管を老化させる高血圧、糖尿病、脂質異常症などの生活習慣病を早期に発見するには、年1回の健診を欠かさないことです。

また、的確に簡単に血管そのものの老化の度合いをつかまえることができるものに第3章で紹介する血管年齢の測定があります。血管年齢は加速度脈波加齢指数《かそくどみゃくはかれいしすう》を基に算出されたもので、血管の硬さを表したものですが、私が世界に先駆けて考案し、診療の場で使われるようになりました。

血管の状態は健診や人間ドック、血管年齢の測定などである程度つかまえることができます。しかし、残念なことに血管からのメッセージの重大さに気がつかない人が多いのです。

健診で異常を指摘されても、自分で異常を感じる自覚症状がまるでないので、血管からの伝言を無視してしまう人が、あまりにも多いのです。

症状がまったくなくても、そして元気に毎日を過ごしていても、安心はできません。せっかく血管が教えてくれる異常シグナルを無視して、改善の機会がある毎日を無駄に過ごしていると、いつ何時、命にかかわる血管の事故が起きても不思議ではないのです。

このような話をすると、患者さんやご家族は、

「先生、心筋梗塞で入院する前に、もうちょっと早く、そんな大事なことを教えてもら

ってておけば良かった」

と言われます。

「え、まさか」に続いて、「もうちょっと早く」という言葉があふれます。

「もうちょっと前に先生の話を聞いていたら」

と言われる方に、私は、

「生き続けることができて私の話を聞けるというのはラッキーなことじゃないですか。こういう話を聞く前に亡くなられてしまう方もたくさんいるのです。いまこの話を聞けるということは、もう二度と起こさないという知識も得られたことを意味しています」

と、お話しします。

しつこいようですが、もう一度繰り返します。

心筋梗塞や脳卒中など命にかかわる血管の事故は、自覚症状がなく突然起こるのです。風邪をひいて喉《のど》が痛い、咳《せき》が出るから医者に行こう、足の関節が痛いから病院に行こうという病気のように異常を感じて受診できる病気とはまったく違うのです。前もっての知識がなければ防げない病気なのです。

本書では、「え、まさか、この私が」と驚くことにならないように、命にかかわる血管の事故を一度も起こさないための知識をお届けしたいと思います。この本を手に取られた方は、サイレント・キラーから免れるチャンスを得た方です。

第1章
「え、まさか」の血管の事故はなぜ起きる

心筋梗塞は血液の流れが良い状態の血管で突然起きる

心臓の病気の中で冠動脈《かんどうみゃく》（心臓の外側、つまり心臓の表面を走る3本の血管）が狭くなって生じるものに狭心症《きょうしんしょう》があります。狭心症は冠動脈が狭くなって心臓に十分な血液を送ることができなくなるために心臓が酸素不足に陥って胸が痛くなるものです。

それでは一体どれくらい血管が狭くなると狭心症が起こるのでしょうか。

①25％詰まっている（75％は血液が通る）
②50％詰まっている
③75％詰まっている（25％は血液が通る）
④90％詰まっている（血液が通るのは10％だけ）

正解は④です。冠動脈が90％以上詰まるぐらい狭くなってはじめて狭心症の症状が出るのです。つまり半分ぐらい狭くなった状態では、運動をはじめ何をしても症状は出ないのです。

それでは心筋梗塞の場合はどうでしょう。

心筋梗塞は冠動脈が詰まるか、あるいは限りなく詰まった状態に近くなって、心臓の筋肉に血液が届かなくなるものです。そのまま心臓に血液が届かない状態が続くと心臓は酸素と栄養不足で壊死《えし》（組織の死）を起こしてしまいます。このように心臓の筋肉が壊死を起こした状態が心筋梗塞です。

心筋梗塞は通常激しい痛みをともない、心室細動《しんしつさいどう》（心臓が小刻みにブルブル震える状態で血液を送り出せない）を起こして突然死することも多い病気です。一命をとりとめても、心筋梗塞に陥った心筋は心臓の本来の働きである収縮ができなくなってしまい、その後の生活も制限されたり心不全《しんふぜん》（心臓の働きが弱って血液を十分に送り出せない状態）を繰り返したりします。

それではこのように冠動脈が閉塞してしまう心筋梗塞を起こす血管はどれくらい狭くなっている血管でしょうか。

①25％詰まっている（75％は血液が通る）
②50％詰まっている
③75％詰まっている（25％は血液が通る）
④90％詰まっている（血液が通るのは10％だけ）

みなさんはおそらく迷わずに④と答えたのではないかと思います。血管が完全に詰まってしまう状態が梗塞ですから、おそらく90％以上詰まった血管だろうと思われたのだと思います。しかし、これが違うのです。

図1―1に心筋梗塞に陥った血管の狭窄《きょうさく》度について調べた厚生省（現・厚生労働省）の班会議の報告を示しますが、なんと心筋梗塞の約6割は、詰まり具合が25％未満の（75％は血液が通る）血管から起きているのです。つまり、この事実こそが、命にかかわる血管の事故が起きた時に、「まさかあの人が？　昨日まであんなに元気に過ごしていたのに」と驚かれる真の理由なのです。

実は、このような事実に関しては我々のような心臓専門の医者も長い間、勘違いをしていたのです。冠動脈がだんだん狭くなっていって、とうとう閉塞したものが心筋梗塞であると。つまり、90％の狭窄や99％の狭窄といった非常に狭くなった血管が心筋梗塞を起こすのだと考えていたのです。

しかし、そうではないことがはっきりとわかったのは、今から10数年前のことでした。このことについては、まだ一般のお医者さんの中にもご存じない方が多いかもしれません。

まずは「心筋梗塞は血液の流れが良い状態の血管で突然起きる」ということをしっか

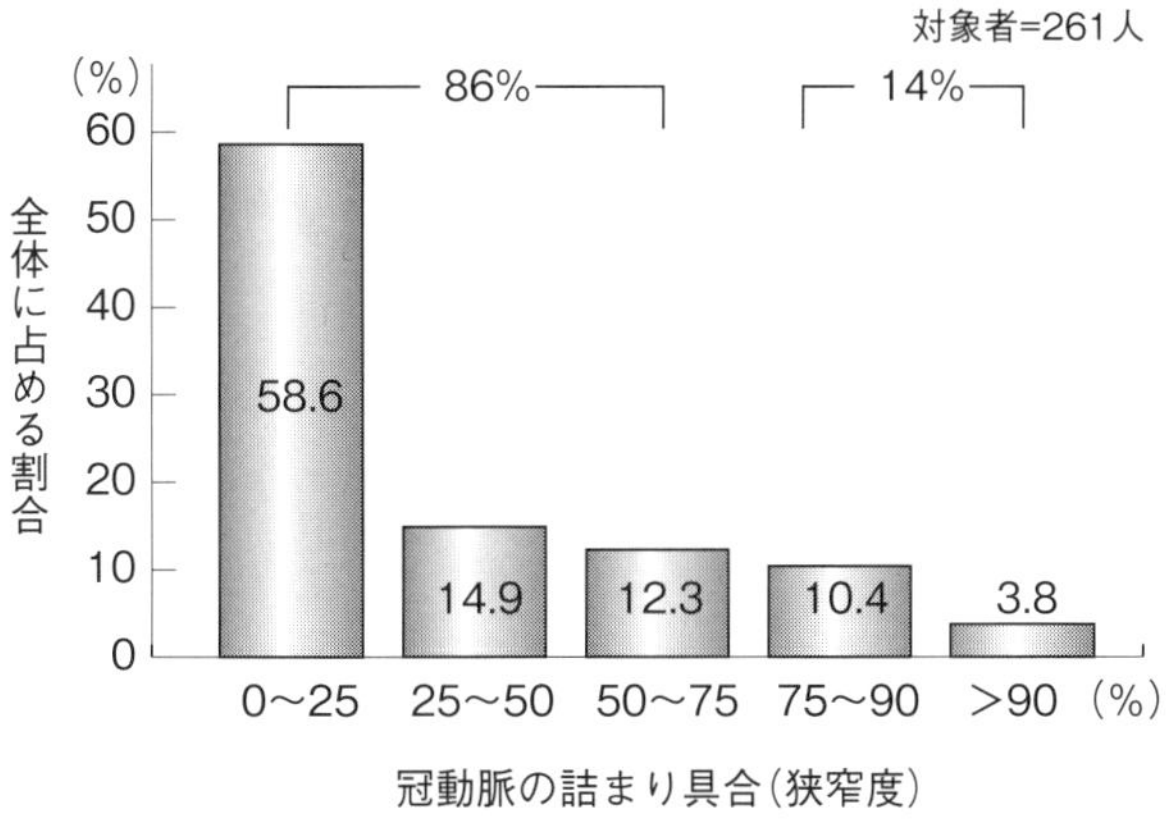

図１－１　心筋梗塞を起こす前の冠動脈の詰まり具合　厚生省研究班7指-3(1998年)

りと心に留めていただきたいと思います。

心筋梗塞が突然起こるわけ

多くの人は、心筋梗塞は狭心症が進行して起こるものだと誤解しています。しかし、ほとんどの心筋梗塞は狭心症が進行して起こるものではないのです。

狭心症は心臓の冠動脈が狭くなって血液の流れが悪くなり、運動や坂道を上るなど心臓の働きを高める必要がある時に心臓の筋肉が酸素の不足と栄養の不足に陥り、痛みという悲鳴を上げるものです。

しかし、狭心症を起こすような血管は狭くなるにつれバイパス（脇道）役の血管が作られていき、不足した血液の流れを助けて補うしくみができあがっていくものです。このことを患者さんに説明する時に、私は次のようなたとえ話をすることにしています。

血管が狭くなり血液の流れが悪くなって酸素や栄養が届きにくくなった状態は、収入が減って窮乏生活を余儀なくされた状態に似ています。救いと言えば、水道やガス、電気も止められてしまい、1日に1食という貧乏生活に慣れていることでしょう。食べられない事態がやってきてもなんとかしのげる心の準備もできていることです。窮乏生活を見かねて隣近所の血管が血液を融通する応援役の血管（バイパス血行路）も作ってくれます。

このような血管は完全に詰まる前に応援役の血管のネットワークができているので、いざ詰まったとしても命を左右する大事にまでは到らない場合が多いのです。

一方、75％も血液の流れが確保されている状態の血管は収入が十分に保障された余裕のあるリッチな生活を送ることに似ています。まわりの血管もあの血管が行き詰まるはずがないと安心しきっているので、応援役の血管も作られません。そんな状況なので、いざ詰まった状態になっても手を差し伸べるのに遅れをとり、重大な事態を招くことになります。

ふだん元気に毎日を過ごしている人に、心筋梗塞が前触れ症状もなく突然起こることが多いのはこのような理由のためです。その結果、「え、まさか、あの元気な人が！」と驚かれることになるのです。

心臓の筋肉に酸素と栄養を届ける冠動脈

心筋梗塞の起こり方についての誤解も解いておきましょう。

心臓が全身に血液を送り出すポンプとしての働きをまっとうできるのは、心臓の筋肉（心筋）が収縮と拡張を繰り返すことによります。心筋には心臓の表面を走る3本の冠動脈から血液とともに酸素と栄養が届けられます。冠動脈は以前は冠状動脈と言っていましたが、最近は冠動脈と呼ばれるようになりました。名前に冠《かんむり》という字がついているように、心臓に冠をかぶせたような格好で血管が走っているからです。

心臓と3本の冠動脈を、自分の両手を使って体感できる方法があります。

まずは心臓の大きさを体感してみましょう。

右手で握りこぶしを作ってください。親指を中に入れた格好で握ると形の良いこぶしになります。その握りこぶしがあなたの心臓とほぼ同じ大きさです。

次に心臓の位置を体感してみましょう。

右手で作ったこぶしを体の前方にまっすぐ伸ばした後、肘《ひじ》を曲げて握りこぶしを胸につけてみましょう。握りこぶしは胸の真ん中よりやや左につきますが、そこが、あなたの心臓がある位置です。

さて、今度は3本の冠動脈を体感することにしましょう。

右手の握りこぶしが心臓ですので、左手の親指、人差し指、中指を3本の冠動脈に見立てます。薬指と小指は折り曲げておきましょう。

そして、3本の指を握りこぶし（心臓）に上からかぶせるように置いてみるのです。右手こぶしの親指側の窪《くぼ》みを上にして、左手の親指を人差し指から小指の先でできた窪みに置きます。

左手の人差し指は右手こぶしの指の付け根の（関節が突起したように四つ並んでいる）位置に置きます。そして、中指は右手こぶしの指先から二つ目の関節が四つ並んでいる位置に置きます。

親指が右冠動脈《みぎかんどうみゃく》、人差し指が前下行枝《ぜんかこうし》、中指が左回旋枝《かいせんし》にあたります。

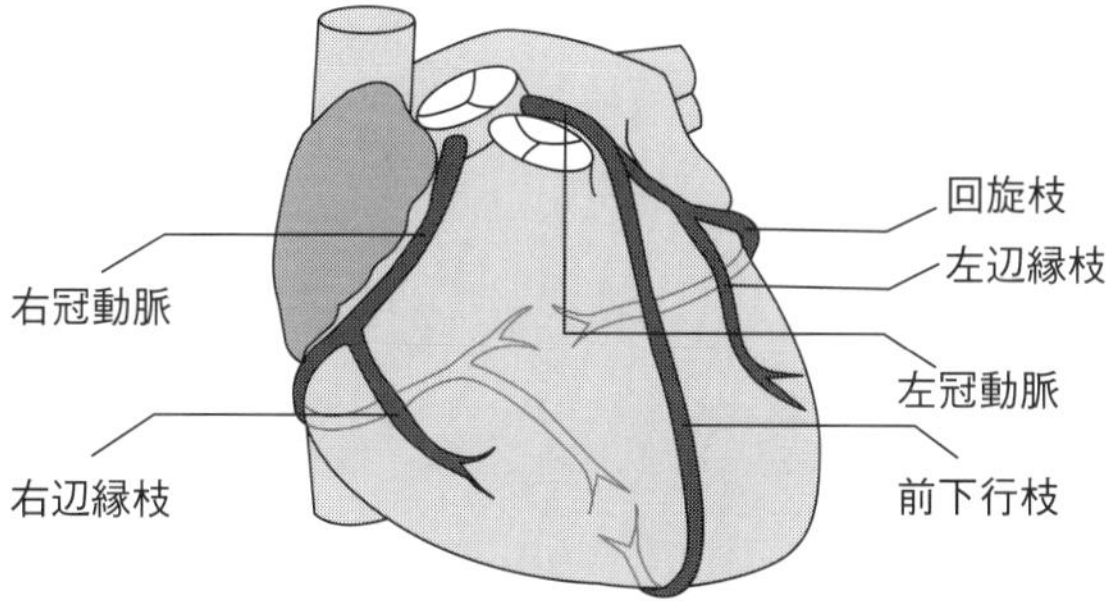

図1－2 冠動脈のルート

ちょっと専門的になりますが、図1―2に示すように右冠動脈の途中から右辺縁枝《みぎへんえんし》が分かれます。左冠動脈の途中から回旋枝《かいせんし》と前下行枝に分かれ、回旋枝の途中から左辺縁枝《ひだりへんえんし》が分かれます。つまり、心臓の表面を走る冠動脈から血管は順に枝分かれして毛細血管へと続き、心筋の細胞に酸素と栄養が届けられます。

ちなみに、心筋から出たゴミ（老廃物）と二酸化炭素を運び出すルートが冠静脈です。心臓を正面から見て右冠動脈に並行して前心静脈《ぜんしんじょうみゃく》が、左冠動脈に並行して大心静脈《だいしんじょうみゃく》が走っています。

心筋梗塞は心臓の筋肉に栄養と酸素を送り届ける冠動脈が完全に詰まってしまうことで起きる症状です。冠動脈は3本ありますが、どの血管のどの場所が詰まるかによって重症度は違ってきます。

前下行枝に起きれば、心臓のポンプ機能が障害されますし、冠動脈の根元（大動脈から分かれてすぐの場所）に起これば突然死を起こしてしまいます。

しかし、不幸中の幸いで右冠動脈の末端の所に起これば、梗塞を起こしたことに気がつかない人もいるくらいです。回旋枝の先で起これば、心筋梗塞が起きたことさえわからない、ということにもなるのです。

心筋梗塞を起こした心臓の筋肉は一度死ぬと、再生することはまずありません。心筋はかけがえのない大切なものなのです。死んだ心筋に再び血液が届けられたとしても、収縮して血液を送り出すという大事な仕事をする働きは取り返せないことが多いのです。

心筋梗塞の状態を見たことのない人は、具体的なイメージがわかないかもしれません。実際には梗塞した場所は紙のように薄くなった筋肉と表現するのがイメージに近いでしょう。心筋梗塞を「紙のように薄い筋肉になってしまうこと」と言い換えれば真相に近いのではと思います。紙のように薄い場所はピラピラの状態になってしまい、万が一破れてしまえば心臓破裂を起こします。

薄くなった場所の働きを補おうとして心筋の反対側が働き過ぎると、そこが変化して肥大してきますが、このような状態が梗塞後のリモデリング（再構築）といわれるもので、進むと心不全が進行してしまいます。

血液と接する血管内皮にできるブヨブヨしたふくらみ

私達の体の血管は心臓の近くの大動脈では３〜４㎝の直径をもっています。そして、血管は枝分かれするごとに直径がだんだん細くなっていき、小さい動脈では２〜３㎜の直径となり、さらに細い細小動脈、そしてさらに一層細い毛細血管へと枝分かれしていきます。毛細血管となると、その直径は１０００分の７㎜（７ミクロン）というきわめて細かなものとなります。

　さて、冠動脈をはじめ血管の基本形は、血液の流れに近いほうから内膜、中膜、外膜という三つの膜で作られています。

　内膜は二つの層でできていますが、血液の流れと接するのは血管のいちばん内側の内膜をおおっている血管内皮《ないひ》です。この血管内皮に血液中の脂肪や悪玉コレステロール（ＬＤＬ）がこびりつくことが血管の老化（動脈硬化）の序幕となります。やがて、こびりついた場所が硬く変化する硝子化《しょうしか》、組織が死んでしまう壊死《えし》、石灰のように硬くゴツゴツしたものに変化する石灰化《せっかいか》などが起きてきます。

血液の状態も、血管内皮に脂肪や悪玉コレステロールがつきやすくなるかどうかのカギを握っています。

血液の55％は液体成分で血漿《けっしょう》と呼ばれます。あとの45％が血球《けっきゅう》成分と呼ばれるものです。血漿成分の90％は水分で、そこにたんぱく質、糖質、脂質（脂肪）、酵素などが溶け込んでいます。血球成分には赤血球、白血球、血小板《けっしょうばん》などがあります。

動物性脂肪や炭水化物（糖質）をとり過ぎたり、運動不足などが続いていると血球成分に変化が現れます。

まず第一に、赤血球は膜が硬くなり、変形能《へんけいのう》（血管を通り抜けるために変形できる能力）が衰えてきます。

赤血球は8ミクロン、白血球は10～20ミクロンの大きさです。毛細血管の直径（7ミクロン）より大きいので、そのままでは通り抜けることはできません。そこで、赤血球や白血球は身をよじるようにして毛細血管を通り抜けるのです。このようにして赤血球が身をよじる能力が赤血球の変形能と呼ばれるもので、変形能が良いほど活きの良い赤血球ということになります。

赤血球の変形能を調べるテストもあります。細い血管に見立てた装置を、決められた時間内に身をよじった赤血球がいくつ通過できたかを数えるもので、活きの良い赤血球が多いほど通過する赤血球の数が増えます。

そして第二に、赤血球同士が互いにくっつきやすい状態に変化もしてきます。白血球はもともとくっつきやすい性質をもっているのですが、その性質が強くなり、一層くっつきやすい状態となります。それに加えて血小板もくっつきやすい状態に変化してきます。

このように血球成分がすべてくっつきやすい性質に変化することで、ごくごくわずかな変化なのですが、血液の密度がネバネバした状態へと変化するのです。よくドロドロの血液と表現されることがありますが、ドロドロというのはオーバーな言い方であくまでもわずかな変化なのです。

しかし、ごくわずかな変化とはいえ、このような状態が続くと悪玉コレステロールなどが血管の壁に溜まりやすくなります。たとえてみれば、これぐらいは平気だろうとゴミのポイ捨てを続けていて、気がつくと川岸にゴミの山ができていくのに似ています。川岸にできたゴミの山の掃除には人手もかかりますし、一苦労することになりますが、血管の壁にできたゴミの山は命にかかわる血管事故を起こすことにつながります。

特に悪玉コレステロールが血液の中に増えてくると、より悪玉度を増した酸化悪玉コレステロールができやすくなります。酸化悪玉コレステロールは血管の内壁に入り込みやすい性質をもっています。

ところで、血管の壁に溜まった脂肪や酸化悪玉コレステロールの掃除役はいないのでしょうか。実は、その掃除役にあたるのがマクロファージ（大食細胞《たいしょくさいぼう》）です。マクロファージはその別名に大食とあるように脂肪や酸化悪玉コレステロールを食べて掃除する役目ですが、厄介《やっかい》なことは、脂肪や酸化悪玉コレステロールを食べてお腹一杯となったマクロファージが増えるにつれて、血管の壁にブヨブヨとしたふくらみ（粥腫《じゅくしゅ》）ができることです。

血管の壁にできたブヨブヨが破裂すると、またたく間に血栓が作られる

粥腫はプラークとも言いますが、文字どおりおかゆのような状態のブヨブヨしたふくらみです。

粥腫が危険なのは、破裂したりはがれたりしやすいからです。

破裂して線維の多い皮膜がむきだしになる傷ができると、その傷を修復する役目をになう血液中の血小板や白血球がかけつけてきます。それらがかたまり状になったものが血栓《けっせん》（血のかたまり）です。血栓はあっという間に雪だるま式に大きなかたまりとなって、血管を詰まらせることがあります。血栓が文字どおり血管に栓をしてしまうのです。

粥腫が破裂して血栓ができ、血管が詰まるというイベントがまたたく間に起きるのが血管の梗塞事故の特徴でもあり、怖いところです。

ところで、血栓と塞栓《そくせん》はどう違うのかな、という疑問をもつ人もいることでしょうから、それについても触れておきましょう。

血栓は血管に栓をする血のかたまりですが、塞栓も多くは血管に栓をする血のかたまりです。では同じものかというと、そのでき方が違うのです。

塞栓は、血栓がはがれて血液の流れに乗り、体の別の場所に運ばれて、そこで血管に詰まったものです。塞栓としては脂肪のかたまりなどもあります。

血栓ができた場所により塞栓を起こしやすい場所があります。心臓の左心房にできた血栓は脳の血管に運ばれて脳の細い血管で塞栓を起こしやすく（脳塞栓と言います）、足の静脈にできた血栓は肺の血管で塞栓を起こします（肺塞栓と言います）。足の静脈にできた血栓が肺の血管を詰まらせるものとして知られているのがエコノミークラス症候群（飛行機で長時間動かずにじっとしている姿勢が続くことで足の静脈に血栓ができ、着陸後に体を動かした時に血栓がはがれて血液の流れに乗り、肺の血管で詰まる）です。

また、高血圧、糖尿病、脂質異常症などの生活習慣病や喫煙習慣を改善しないでいると、血管に次のような変化も起きてきます。

中膜にある弾力性をもつ線維（弾性線維）が減ってくる――弾性線維の主な成分であるコラーゲン（にかわ状の成分）もやわらかいものから硬いものへと変化します。

内皮細胞の働きが低下する――内皮細胞の働きが低下すると、中膜の筋肉（平滑筋《へいかつきん》）をリラックスさせる一酸化窒素の放出量が減ってきます。中膜の筋肉がリラックスできないので、血管をよく開くことができません。

これらの変化も重なって血管のしなやかさ（弾力性）や、やわらかさ（柔軟性）が失われてきます。

さらに、血管の壁に脂肪や酸化悪玉コレステロールが溜まる状態にも拍車がかかります。血管の壁に潜り込むものもたくさん出てきます。

心筋梗塞は心臓の病気ではありません

多くの人は、心筋梗塞は心臓の病気だと誤解しています。しかし、実は心筋梗塞は心臓の病気ではありません。

心臓そのものの病気であるかのような誤解を生むのは、心筋梗塞という病名にあるのかもしれません。心筋梗塞というのは、心筋（心臓の筋肉）に酸素と栄養を届けている血管が詰まって心筋が梗塞を起こしたものです。

たまたま心臓の上を走っている冠動脈が詰まることから心臓が悪者にされてしまっていますが、心臓に酸素と栄養を届ける血管が悪いから心筋梗塞が起こるのです。

心筋梗塞と冠動脈との関係について患者さんに説明する時、私はこんなたとえ話をすることにしています。

あるところに平和な日々の生活を営んでいる心臓村がありました。村人（心筋）達は心臓村の使命に燃えて仕事にいそしんでいます。心臓村のまわりを3本の冠動脈川が流れています。川は村人に水（血液）を提供し、水に乗ってやってきた魚達（酸素や栄養素）は村人の欠かせないご馳走《ちそう》にもなります。

そんな大切な川の流れがある時、突然土手の決壊でせき止められて（梗塞）流れなくなってしまいます。村人達は水不足に陥り、魚も食べられなくなり餓死（心筋の壊死）してしまいます。

さて、このような事態を招いたのは心臓村の村人達のせいでしょうか、冠動脈川のせいでしょうか。

冠動脈川のせいだ、というのが正解ですね。土手の決壊を招いた責任は、その人自身の生活習慣であって、心臓村の村人（心筋）達は大きな迷惑をこうむった被害者にほかなりません。

高血圧は命にかかわる血管の事故を起こす大きな原因

心筋梗塞は心臓が悪いから起こるのではなく、心臓に酸素と栄養を届ける血管が悪いから起こる病気であることを紹介しましたが、脳梗塞も同じことで、頭が悪いから起こるのではなく、脳に酸素と栄養を届ける血管が悪いから起こる病気なのです。

脳の細い血管が詰まる脳梗塞を起こすと、血管が詰まった先の脳の組織に酸素と栄養が届かなくなるので、詰まった血管から酸素と栄養を受けていた脳の組織の働きが失われます。

血管の梗塞を起こす病気として、最近は足の太い動脈が詰まる閉塞性動脈硬化症の人も増えています。

また、血管の出血事故には脳出血（脳の血管が破れる）や、くも膜下出血（脳の動脈にできたコブが破裂して、脳を包む3枚の膜のうち、いちばん内側の軟膜と2枚目のくも膜の隙間に出血する）などがあります。

ちなみに脳梗塞、脳出血、くも膜下出血をひとまとめにした名前が脳卒中です。卒中とは突然に（卒《にわかに》）倒れる（中《あたる》）という意味です。

紹介したような血管の梗塞や出血が命にかかわる血管の事故ですが、命にかかわる血管の事故を起こす最も大きな原因は血管が硬い状態であり、血管が硬くなる変化を起こす大きな原因が高血圧です。

日本では、2015年に65歳以上の人が人口に占める割合が27・7％になるという推計も発表されています。不老長寿を願った昔の人達にとっては、うらやましい光景なのかもしれません。しかし、長寿を実現したことを喜んでばかりはいられないのは、年をとるとともに血管の事故で倒れる人が増えるという現実があるからです。

脳の血管事故が起きると、命が助かっても体の麻痺《まひ》や言葉の障害などが残り、寝たきりや社会生活が困難になるなど生活の質（クォリティ・オブ・ライフ）の低下を招きます。現在、65歳以上の人で寝たきりになる原因の第1位はその約4割を占める脳の血管事故によるものです。寝たきりの人が増えることは、介護や医療費などで大変な負担が増すことにもなります。

このような命にかかわる血管の事故を起こさないために、血管を硬くしない、そして動脈硬化を起こさない、進行させないことがとても大切です。

動脈硬化が起きている・進行しているというシグナルは、高血圧、糖尿病、脂質異常症についての検査数値の異常と喫煙習慣です。異常シグナルは血管事故の危険性を知らせるイエローカードにたとえられるでしょう。人生という舞台《ピッチ》から退場をせまられるレッドカードが出るのを防ぐためにも、自覚症状がなくても自分の体が発信する警告を真剣に受け止めたいものです。

第1章のポイント

▼心筋梗塞をはじめ命にかかわる血管の事故は、血液の流れが良い状態の血管でも突然起きる、ということをしっかり心にとめましょう。血液の流れが良い血管でも、血管が硬い状態や血管を硬くする生活習慣病（高血圧、糖尿病、脂質異常症など）が改善されていないと安心できません。

▼心筋梗塞をはじめ命にかかわる血管の事故は、血液の流れと接する血管内皮《ないひ》に食べ過ぎや飲み過ぎ、運動不足などで余った血液中の脂肪や悪玉コレステロールがこびりつくことが序幕となります。

▼血管内皮についた脂肪や悪玉コレステロールは、やがてブヨブヨしたふくらみ（粥腫《じゅくしゅ》）を作ります。粥腫が危険なのは、はがれたり破裂しやすいからです。粥腫がはがれたり破裂すると、むきだしになった傷を修復するために血液中の血小板《けっしょうばん》や白血球がかけつけ、それらがかたまり状になって血栓《けっせん》を作ります。血栓は、あっという間に大きなかたまりになって血管を詰まらせてしまいます。

▼心筋梗塞のほとんどは狭心症が進行して起こるものではありません。

▼心筋梗塞は「心臓の病気」ではありません。心臓に酸素と栄養を届ける冠動脈《かんどうみゃく》（心臓の表面を走る血管）が詰まることで起こる「血管の病気」です。脳卒中も、脳に酸素と栄養を届ける血管が原因となる「血管の病気」です。

第2章

「中心血圧」で寿命が決まる

血管の老化スピードが速い人と遅い人

日本では高血圧の人とその予備群（改善しないと高血圧になる人）は、合計すると約4000万人に上ると言われます。命にかかわる血管の事故を起こし、「え、まさか、この私が」とならないために、高血圧についてよく理解し、血圧が高い人は早速改善をはかることが大切です。

この章では、命にかかわる血管の事故を起こす病気の中で、患者さんの数も多く最も大きな原因である高血圧について、その最新知識をお届けしましょう。

第1章でも述べましたが、心筋梗塞など命にかかわる血管の事故の多くは、血管の老化（動脈硬化）が原因となります。動脈硬化は、具体的には血管が硬く、厚く、血液の通り道（血管の内径）が細くなる、という三つの変化が起きることでした。

人は血管とともに老いる、と言われるように、私達の血管は年をとるにつれて老化していくのは生あるものの宿命と言えるでしょう。しかし、血管の老化のスピードが速い人と遅い人がいます。悪い生活習慣を続けていると、実際の年齢以上に血管の老化は速まるばかりです。

血圧の値は血管の硬さ（老化の状態）をよく映し出します。血管が硬くなり柔軟性が失われると血液の流れが悪くなり、心臓が血液を送り出すのに高い圧を必要とするようになります。これが、血圧が高いという状態です。血管がやわらかさを保っていてよく開く状態であれば、心臓は血液を送り出すのに高い圧を必要としません。つまり、至適《してき》な血圧を維持することができます。

血圧の正式なフルネームは血管内圧力と言います。この五文字を縮めて血圧と呼んでいるのです。

血圧の値を示す時に、上の血圧と下の血圧という言い方をします。上の血圧の正式な名前は収縮期血圧です。心臓が血液を全身に送り出す圧のことです。下の血圧の正式な名前は拡張期血圧です。心臓が次の収縮に備えて血液を溜め込んだ時の血圧のことです。

血圧を診察室で測る時は、上腕部にマンシェット（カフとも、あるいは駆血帯《くけつたい》とも言う）という名前の帯（中にゴム袋が入っています）を巻き、医師がゴム袋に空気を送り込んで空気圧を高め、上腕の動脈を圧迫します。圧迫することで上腕が狭まり血液の流れが止まりますが、この状態を聴診器で聞いていると、動脈の拍動の音が聞こえなくなることでわかります。

空気圧を下げていくことで血液の流れが再開し、聴診器で再び動脈の拍動の音が聞き取れるようになります。この時の拍動の音をコロトコフ音と呼び、これが聞こえた時の値が上の血圧の値となります。コロトコフは、世界で最初に万国共通の血圧測定の方法を考案したロシアの医者です。

コロトコフ音を聞き取った後、そのまま空気圧を下げていくと、拍動の音が聞こえなくなりますが、その時の値が下の血圧の値です。

血圧の値は血圧を測る機器（血圧計）の水銀の柱の高さで表します。血圧の値は㎜Hg（ミリメートル水銀柱）という単位で示されますが、血圧が120㎜Hgというのは、120㎜の水銀の柱の圧力と同じということを意味します。

患者さんからすれば、このような話よりも医師から言われた血圧の値だけに関心が集まるかもしれませんね。自分の血圧の値がいくつで、それは高いのかどうか、ということだけをまず知りたいことでしょう。でも、血圧の値を知るだけでは何の解決策にもなりません。

血圧の値が知らせてくれるメッセージを正確に読み取ることが大切です。メッセージを解読する知識を述べる前に、血圧についての誤解も解いておかなければなりません。

その一つが、血圧が高いのは心臓に原因があると考える人が多いことです。実は、血圧を高くする真の原因は血管にあり、そのことで血液を送り出す心臓が高い圧を必要とするので苦労を強いられている、というのが実際の話なのです。

血圧は低ければ低いほど血管の事故を起こす危険性が減る

心臓が苦労をせずに楽々と血液を送り出すことができる血圧の値を至適血圧と呼んでいます。血圧の至適な値をどの範囲にするかについての考え方は時代によって異なっていました。

たとえば、上の血圧は年齢プラス90㎜Hgを目安とする、という説がまことしやかに存在していたのは40年以上も前のことです。これをあてはめると、30代の人は１２０㎜Hgですのでまだ納得できる範囲ですが、60代の人は１５０㎜Hgと高血圧の仲間入りです。

最近は、至適な血圧の値はだんだん低くなる傾向にあります。つまり、血圧は低ければ低いほど命にかかわる血管の事故を起こす危険性が減る、というのが共通の理解になっています。

血圧の値についての案内役を果たすのが、日本高血圧学会の『高血圧治療ガイドライン』（ＪＳＨ２００９）に示された数値です。ガイドラインでは血圧の値を六つの段階に分類していますが、年齢にかかわらず至適血圧の値をめざす（そして至適血圧の値を維持する）というのが基本的な考えです（図２—１）。

現在、すでに高血圧の治療を受けていて血圧を下げる薬（降圧薬）を服用している人も、至適血圧の値にコントロールすることが「至適な対応」となるのです。

さて、血圧の分類にある六つの段階の中に至適血圧と正常血圧がありますので、どちらを目標にすればいいの？　と戸惑う人もいることでしょう。

正常血圧は、この値であれば命にかかわる血管の事故が起きる危険性は低い、と理解すれば良いでしょう。ただし、正常血圧だからといって安心するのではなく、めざす目標は至適血圧であることを忘れないことです。

数年前までは、「上の血圧」は１３９㎜Hg以下が正常血圧、もしくは正常範囲の血圧と判定しましたが、最新の分類では１３０～１３９㎜Hgは正常高値《せいじょうこうち》血圧という分類になります。つまり、このままの状態では本格的な高血圧になる可能性が高いですよ、というわけです。

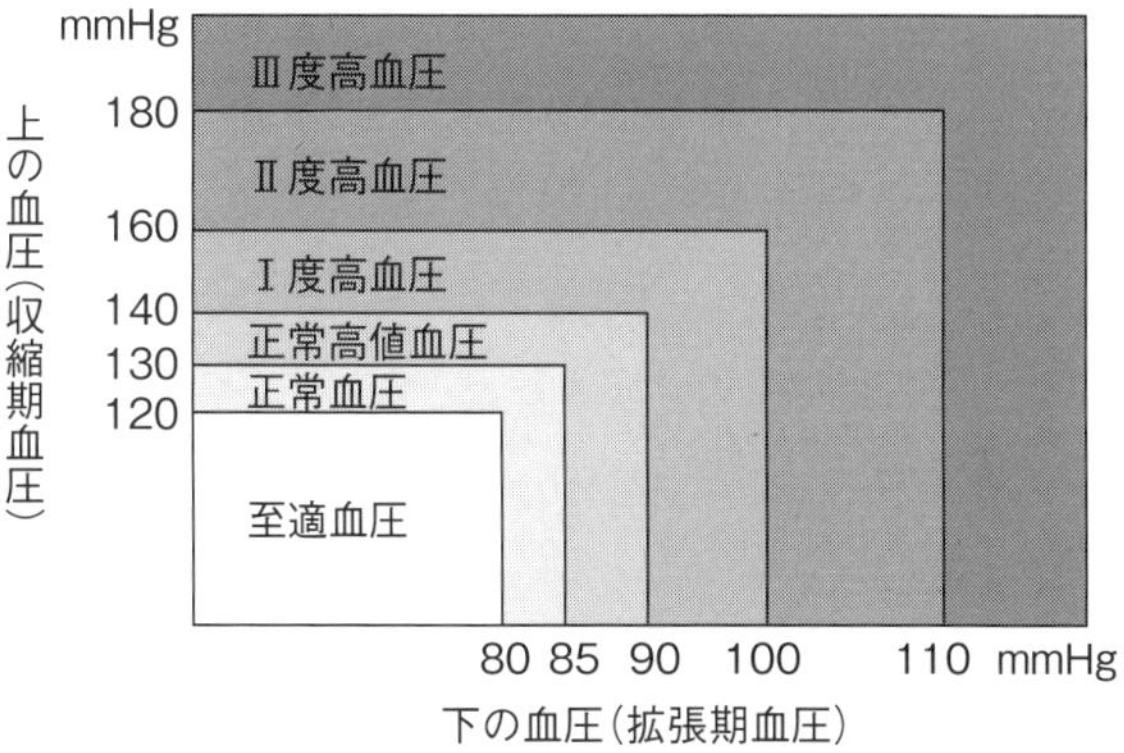

日本高血圧学会『高血圧治療ガイドライン』より

図２－１　成人の血圧値の分類

至適血圧の値は従来に比べて低い値となりましたが、至適な値まで血圧を下げることが命にかかわる血管の事故を防ぐ最良の方法であることを示しています。

家庭で測る血圧の最新知識

最近は家庭で血圧を測る人も多くなってきました。

『高血圧治療ガイドライン』では家庭で測る血圧（家庭血圧）の目標とする値も示されています。

この話に入る前に、家庭で血圧を測る際の正しい測り方を紹介しておきましょう。正しく測った家庭血圧の値をもとに以下の話を参考にしていただきたいからです。

家庭での血圧測定は、できるだけ毎日、それも一定の時間帯に測ることが血圧の変化をみるのに役立ちます。家庭血圧は継続して測ることで真価を発揮するのです。

朝に測る場合は起床から1時間以内に測ることを目安に、排尿と洗面をすませて朝食をとる前に測るようにします。血圧を下げる薬（降圧薬）を服用している人は、血圧測定をすませてから降圧薬を服用し、朝食をとるという順番になります。

夕方に測る場合は夕食前に測るようにします。夕食時に降圧薬を服用している人は、血圧測定をすませてから降圧薬を服用し、夕食をとるという順番になります。また、飲酒や入浴をする前に測定するようにします。

夜間に測定する場合は、寝床に入る前に測ります。測る時はいつも同じ姿勢で測定しましょう。測りやすいのは椅子に座った姿勢です。血圧計をテーブルの上に置くと、上腕での測定がしやすくなります。また、数分間安静にしてから測るようにし、測定中は会話をしないようにします。

マンシェット（上腕に巻く測定用の帯）式の血圧計を使う場合、マンシェットは肘の少し上の位置に巻き、マンシェットの位置（帯の真ん中あたりを目安に）が心臓の位置と同じ高さになるようにします。マンシェットが心臓より高い位置だと実際の血圧値よりも低めになり、心臓より低い位置だと実際の血圧値より高めになるので正確さが失われます。デスクの上で測定する場合は腕を曲げることが多いのですが、おすすめは腕を軽く伸ばした状態で測定を行うことです。

また、運動の後・食事の後・入浴の後の約1時間以内、アルコール類やカフェインを含んだ飲料（日本茶、コーヒー、紅茶など）を飲んだ直後、喫煙の直後などは血圧が変動しやすくなりますので測定にはむいていません。

血圧の測定を1回だけでなく何回も行う人がいますが、血圧値の記録としては1回目に測定した値をいつも記入すると変化をつかまえるのに役立ちます。通常は測定を繰り返すごとに値が下がることが多いのですが、なかには何回か測定をすることで緊張が高まり、血圧が上がる人もいます。

家庭血圧計もいろいろな種類が市販されています。おすすめは診察時の血圧測定と同じように、上腕にマンシェットを巻いて測定するタイプです。デジタル血圧計でも水銀血圧計で測るのとほぼ同じ値が得られます。

手首で測るタイプでも用は足せなくはないのですが、正確性に少し問題があります。

手首で測るタイプは手首の動脈（橈骨動脈《とうこつどうみゃく》）で測ることになりますが、橈骨動脈の走り方に個人差があることと、何といっても骨に邪魔されて100%正確に測れないからです。

指で測るタイプのものは簡単に測ることができる利点がありますが、正確性の点でさらに問題があります。

家庭血圧で白衣高血圧や逆白衣高血圧が見えてきた

家庭血圧を測ることで、これまで見逃されていたことも気づかれるようになってきました。その一つに、診察室で測った血圧が家庭で測った血圧よりも高い人がいることです。

血圧を診察室で測る場合と家庭で測る場合を比較すると、通常は診察室で測るほうが緊張するせいで高くなることでしょう。しかし、その状態が目立つ場合は「白衣高血圧」ではないかと考えるようになりました。

白衣高血圧は、白衣の医師や看護師に血圧を測定してもらうと緊張するので、高い値を示すことからつけられた名前ですが、最近はブルーやピンクの診察着も登場していますので、青衣高血圧や桃衣高血圧もあるかもしれません。

気をつけなければいけないのは、白衣高血圧を示す人の中に他人と対面する場面になると緊張して血圧が上がるタイプの人もいることとです。毎日の生活の中で緊張する場面での高血圧の状態が続けば、本物の高血圧と変わらない状態となります。

そこで、このようなタイプの人は緊張を解いて血圧をむやみに上げないようにすることが必要です。気持ちを落ち着かせる精神安定薬（マイナートランキライザー）や軽い降圧薬を服用することで、緊張する場面でも血圧を上げないようにすることができます。

さて、診察室で測った血圧の値よりも家庭で測った血圧の値が高い、という人がいます。この場合は白衣高血圧とは逆の状態なので「逆白衣高血圧」という名前で呼ばれています。なんだか白衣を裏返しで着た姿が連想されるので、名前としてはあまり高い得点を与えることはできないのですが、この逆白衣高血圧の中にも見逃せない問題が隠れています。

家庭血圧は朝に測ることが多いので、逆白衣高血圧の状態は、その人の血圧が朝に高いことを示しています。朝の血圧が高い状態は、命にかかわる血管の事故が起きやすいことがわかっていますので、逆白衣高血圧は危険な状態を知らせるシグナルではないかと考えられています。

血圧を下げる薬を服用している人が逆白衣高血圧を示す場合は、朝の時間帯の薬の効き目が十分でないのかもしれません。薬を服用していても血圧を下げる効果が続かない時間帯があるようなら、医師に相談して服用の仕方をもう一度考えてみる必要があります。たとえば、夜から朝にかけて血圧が高い状態が続くのであれば、朝の服用に加えて夕方にも服用することを追加することが必要になるかもしれません。

また、家庭での測定で夕方から夜にかけての時間帯の血圧の値が高い場合も問題があります。通常は、その時間帯は昼間にくらべて心身ともにリラックスしている状態のはずです。

くつろいだ状態の血圧が高いのであれば、緊張した昼間にはもっと高いのかもしれません。あるいは朝に飲んだ降圧薬の効果が続かないのかもしれません。その場合は長時間効き目が続く降圧薬に換える必要があるかもしれません。

降圧薬を服用しているのに、家庭血圧が目標値よりも高い状態が続く時は、薬の効きが足りないことも考えに入れて、かかりつけの医師の判断を求めることが必要になります。ちなみに日本高血圧学会の高血圧（Ⅰ度高血圧以上）の定義は診察室での血圧測定で140／90㎜Hg以上ですが、家庭血圧における高血圧の定義は135／85㎜Hg以上です。つまり、上も下も５㎜Hgずつ低くなっています。私はこれを覚えるのに「家庭血圧は御家庭でお測りください」と言っています。御家庭（５下低）でお測りくださいというわけです。

家庭での血圧測定が広く一般に行き渡ってきたことで、一人ひとり異なる高血圧の姿もよく見えるようになり、より適切な血圧コントロールが可能になってきたのです。

人は「血圧とともに老いる」

人は血管とともに老いると言われるように、血管の老化（動脈硬化）は年をとるごとに進みます。そして、血管が老化するとともに血圧の値が上がっていきます。その意味で、人は「血圧とともに老いる」と言ってもよいのかもしれません。

年をとるにつれて血圧の値がどのように変化するかを調べてグラフ化したものが次ページの図２―２です。

この図はオーストラリアのデータをもとに作られたものですが、日本やアメリカのデータも同じような傾向を示しますので、日本人の血圧の値も、年をとるにつれてこの図のような変化を示すものと考えてよいでしょう。

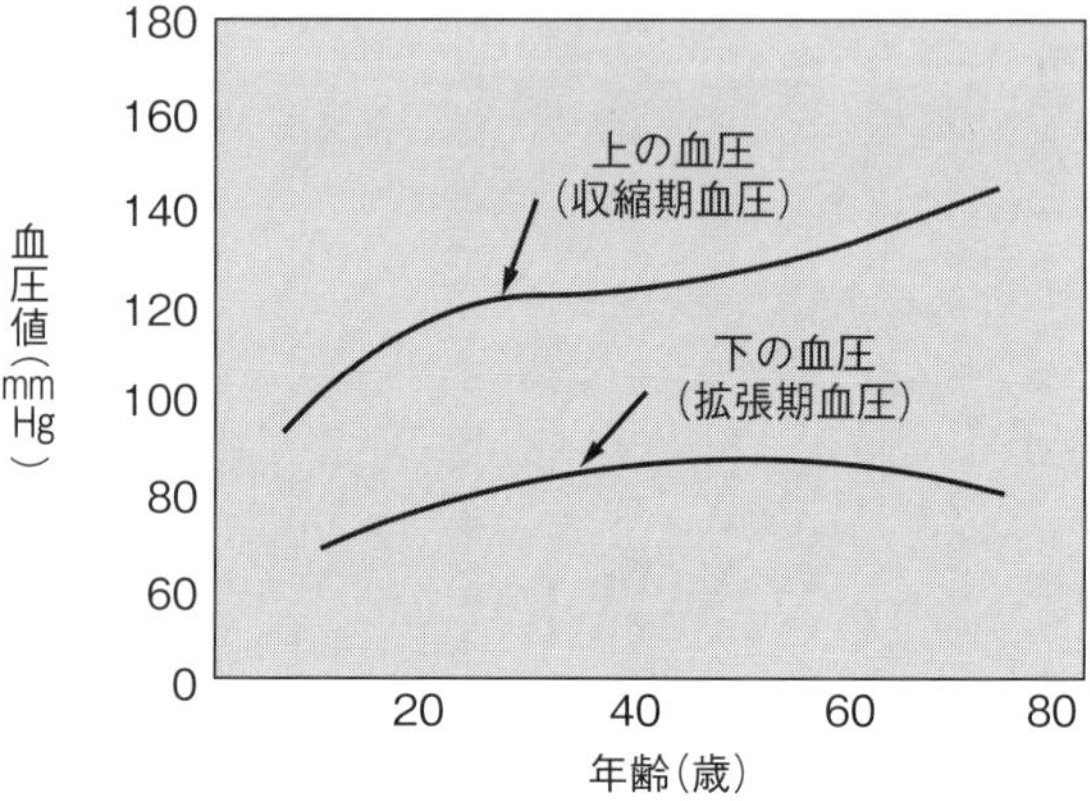

図2－2　年をとるにつれて上の血圧と下の血圧はどのように変化するか

図の二つの線のうち上の線は上の血圧、下の線は下の血圧の変化を示したものです。図にあるように、上の血圧は年をとるとともに上昇します。

一方、下の血圧は50代の頃までは上の血圧と歩調をそろえるように上昇しますが、還暦（60歳）を過ぎる頃から下がり始め、その後は年をとるにつれて下がっていき、上の血圧の値との差が広がっていきます。

人は血管とともに老いるということであれば、上の血圧も下の血圧も年をとるにつれてともに上昇するのであれば理にかなったことで納得できます。ところが、下の血圧は還暦を過ぎると次第に低くなっていくのです。これでは、年をとると血圧が上がるということが下の血圧にはあてはまらなくなります。

研究者達も首をひねりました。そこでいろいろな説が登場することにもなりました。その一つに「サバイバルセオリー説」があります。サバイバルセオリー説をかいつまんで紹介すると次のようになります。

①年をとると動脈硬化が進む、②それにつれて高血圧の人が増える、③その結果、心筋梗塞などの命にかかわる血管の事故で亡くなる人が増える、④そこで、還暦を過ぎる頃まで生き延びた人達は動脈硬化が比較的進んでいない人達だ、⑤そんな人達が同じ年齢層の人口に占める割合として増えてくる、⑥そのことを反映して、年をとるにつれて下の血圧は下がってくるのだ、という考え方です。

しかし、この説のおかしいことにはすぐに気がつきます。年をとるにつれて血圧が下がってくる、つまり血圧の低い人が増えてくるのであれば、上の血圧も下がってこなければ辻褄《つじつま》が合いません。下の血圧だけが下がってきて、上の血圧は上がるというのでは理屈が通りません。そんなわけでサバイバルセオリー説はあっさりと退場することになりました。

では、下の血圧が年をとるにつれて下がってくる（低くなる）のはなぜなのでしょうか？　そして、下の血圧が年をとるにつれて下がってくるのは良いことなのでしょうか？

その謎解きをする前置き話として、血圧とは何か、ということについておさらいをしておきましょう。

血圧は、心臓が血液を全身に送り出す際に必要な圧ですが、心臓が送り出す血液の量は年齢や男女の違いによる差はなく、ほぼ一定のものです。その量は1回あたり70〜80ml（ccと同じ意味）で、1分あたり60〜70回の拍動（ドッキンドッキン）ですから1分間では約5ℓの量となります。

つまり、心臓が1分間に送り出す血液の量（約5ℓ）は、老いも若きも、男も女も変わりはないのです。若い人の心臓は活きが良いので老いた人の3倍もの量の血液を送り出すということはありません。心臓は年齢や性別を問わず同じ血液の量を送り出す、すべての人にきわめて平等な働き方をしているのです。

ただし、心臓そのものが心筋症（心臓の筋肉の病気で、心臓の形の異常や働きに障害が出る）や心臓弁膜症（心臓に四つある弁の膜のどこかに異常が出る）などの病気になると、その働きが弱まり、送り出す血液の量も減ってくることがあります。また、運動をした後などは、全身に血液を早く届ける必要があるので拍動の回数を増やして、たくさんの量の血液を一時的に送り出します。これが運動後の脈拍を数えてみると120もあったという状態の時です。

さて、私達の体の血管が老化せずに一生変わらずに若い状態を保つのであれば、老いも若きも男も女も血圧の心配をする必要がなくなります。しかし、血管は老化します。それは生物としての宿命ですが、老化の速度は人それぞれで違うことから、一人ひとりの血圧の違いが出てくるのです。

血管の老化による変化は細い血管から現れる

医療の世界では、大動脈の太い血管から枝分かれして小さな血管までのつなぎ役の血管を伝導血管と呼んでいます。小さな血管から枝分かれして毛細血管にいたる血管を末《まっ》梢《しょう》血管と呼んでいます。末梢というのは端っこ、先っぽという意味です。

血管の老化をわかりやすく説明するために、仮に伝導血管のことを「太い血管」、末梢血管のことを「細い血管」と呼ぶことにしましょう。

血管の老化による変化は、細い血管から現れます。私達の体の細い血管を血液が流れる状態を思い浮かべてみましょう。心臓がドッキンドッキンと拍動することで血液が送り出されることから、細い血管にも血液がドッキンドッキンと拍動する状態で流れていることを連想するかもしれません。しかし、細い血管の末端を流れる血液は常に一定の量が一定の圧がかかった状態で流れる、とってもゆったりとした静かな流れなのです。心臓が送り出した血液は、枝分かれしていく血管を通り、一つひとつの細胞に届く時には拍動もかすかなものとなり、止まっているのかなと見間違うくらいのゆったりとした流れとなります。

このような極めて細い血管を流れる血液の状態を、私は次のようなたとえ話で患者さんに説明しています。

ダム（心臓）からドッキンドッキンという一定のリズムで送り出された水が、だんだん枝分かれする水路を通り抜け、田んぼ（毛細血管）に届いた時にはドッキンドッキンのリズムもわかるかわからないくらいのかすかなものとなり、田んぼをおだやかな静かな水がゆったりと流れています。

この田んぼの水の取り入れ口や排水口などの水路が、崩れたり壊れたりして狭くなると水の流れが悪くなります。田んぼの水の流れが悪くなると、田んぼに水を届ける細い水路の水の流れも悪くなります。細い水路の流れが悪くなると、細い水路に水を届ける少し太い水路の流れも悪くなります。そんなわけで全体の水路の流れが悪くなってしまうので、ダムから水を送り出す際には、それまで以上の大きな力で水を勢いよく送り出さなければならなくなります。

細い血管といえば、直径が1000分の1㎜というとても細かい単位の話です。その流れが悪くなったとしても、心臓に与える影響はたかが知れているのではないかと考えるのが自然です。たしかに、一つの細い血管の流れが悪くなったとしても、心臓に対する影響はごくごくわずかなものでしょう。しかし、私達の体は60～100兆個ものとてもたくさんの数の細胞で成り立っています。そこに張り巡らされている細い血管もまた、とてもたくさんの数です。ごくごくわずかな流れの悪さでも、それをすべて足すとなると、とても大きな抵抗が生まれるのです。

細い血管の流れが悪くなり抵抗が生まれてくると、心臓は全身の血液の流れを保つために、血液を勢いよく送り出すように圧を高くしなければならなくなります。そのために血圧が高くなってきます。

田んぼの水の流れが悪くなるのは、水の取り入れ口や排水口などの水路が崩れたり壊れたりして狭くなることが原因ですが、細い血管の血液の流れが悪くなるのは、血管のやわらかさや伸び縮みできる力が失われることが原因となります。血管のやわらかさや伸び縮みできる力が失われる原因としては、肥満、塩分のとり過ぎ、ストレス、寒冷などが代表的なものです。また、遺伝により細い血管のやわらかさや伸び縮みできる力が失われやすい体質の人もいます。

幸いなことに、細い血管のやわらかさや伸び縮みできる力が失われた段階では、太い血管のやわらかさや伸び縮みできる力はまだ失われていないので、太い血管の血液の流れは悪くありません。

細い血管の血液の流れが悪くなったことによる高血圧は、職場や地域の健診などで血圧が高いことを指摘されることで気づかされます。若年性《じゃくねんせい》高血圧という名前があるように、20代の頃から高血圧を指摘される人もいますが、多くは30代後半から40代前半にかけて血圧が高くなってきます。それも、上の血圧も下の血圧もともに高いという特徴を示します。それまでは上が120mmHg、下が70mmHgという血圧の値だったのが、上が1

50mmHg、下が100〜110mmHgと高い値を示すようになるのです。

ここで注目したいことは、上の血圧の値から下の血圧の値を引き算すると、40〜50という数値だということです。上が120mmHg、下が70mmHgという至適な血圧の場合も上の血圧の値から下の血圧の値を引き算すると50ですから、ほぼ同じです。

つまり、血圧の値はグンと高いけれど、血圧の「上の値マイナス下の値」の数が至適な血圧とほぼ同じという状態です。このことが何を意味するかというと、細い血管の動脈硬化が進んで血液の流れが悪くなっているものの、太い血管のやわらかさや伸び縮みする力が失われていない、つまり太い血管の動脈硬化はまだ進んでいない、ということを示します。生活習慣の悪い点を改めることなどで細い血管の血液の流れが良くなれば、血圧は正常の数値を取り戻すことが可能です。

太い血管に動脈硬化が起きた時は脈圧が高くなる

それでは、太い血管に動脈硬化が起きてくると血圧にどのような変化が現れるのでしょうか。

太い血管の動脈硬化も、血管の壁が硬くなる、血管の壁が厚くなる、血液の通り道ていく変化し、そして、血管の中の幅（内腔）が狭くなる、という三つの変化が起きてくることです。血管の壁が硬く変化してくると石灰のように白く変化する石灰化という変化も起きてきます。いずれの変化も血液の流れを悪くします。そこで、心臓は血液の流れを良くするために血液を押し出す力を大きく（血圧を高く）することになります。

このように、細い血管に加えて太い血管にも動脈硬化が起こった状態の血圧は、上が170mmHg、下が70mmHgというような数値を示します。

至適な血圧の上が120mmHg、下が70mmHgという数字と比較してみると、下の血圧の値が両方とも70ですから、両方とも正常なのかな？　と疑問に思うことでしょう。

しかし、上の血圧から下の血圧を引き算した数値をくらべてみると、至適な血圧の場合は120マイナス70で、その差は50ですが、太い血管に動脈硬化が起きている場合は170マイナス70で、その差は100もあります。

実は、上の血圧の値から下の血圧の値を引き算した数字は専門的には脈圧《みゃくあつ》と呼ばれます。どれくらいの脈圧を正常と考えるかについては議論があるところですが、50前後というのが目安となるでしょう。

先述の年をとるにつれて血圧がどのように変化するかを示した図2―2（58ページ）

と照らし合わせてほしいのですが、注目すべきことは、脈圧が大きくなるにつれて下の血圧が下むきの線を描くことです。

具体的に、脈圧が大きくなるにつれて血圧の値がどのような変化をするのかを考えてみましょう。この場合、太い血管の動脈硬化が進むにつれて細い血管の動脈硬化も進み、血液の流れがさらに悪くなることも考えに入れなければなりません。そこで、おおむね１５０／１００㎜Hgから１６０／90㎜Hg、そして１８０／80㎜Hgという変化を示します。上の血圧は１５０から１６０、そして１８０へと上がっていきますが、下の血圧は１００から90、そして80と下がっていきます。

では、下の血圧が１００から90、そして80と下がっていくことをさして、下の血圧が下がった、改善されたものと考えることは正しいのでしょうか。実は、下の血圧が下がった、改善されたと考えることは大間違いなのです。

正解は次のように考えます。

下の血圧の値が下降線を描くのは、大きくなった脈圧で押し下げられているからにほかならないのです。

それでは、下の血圧はなぜ脈圧によって押し下げられるのでしょうか？ その謎解きをする前に、脈圧の正体を明らかにしておきましょう。

脈圧は心臓が血液を送り出す時に生まれる圧です。脈圧が大きくなる原因としては二つあります。

一つは先に述べたように血管(特に太い血管)の動脈硬化が進むことですが、もう一つは心臓が送り出す血液の1回あたりの量が増えることです。

ただし、先に述べたように心臓から送り出される1回あたりの血液の量は、成人した後では年齢や男女の差がなく、誰もがほとんど変わらない量です。

ということになると、脈圧を大きくする原因は血管(特に太い血管)の動脈硬化ということになります。

ここまでの話を整理してみましょう。
1　細い血管の動脈硬化が進むと上の血圧と下の血圧をともに上昇させます。
2　太い血管の動脈硬化が進むと脈圧を大きくします。
3　細い血管と太い血管の動脈硬化が進むと、上の血圧が上昇し、大きくなった脈圧で下の血圧は押し下げられるようになります。

高血圧は脈圧を抜きにしては語れない

クリニックを受診して血圧を測るとともに診察を受け、薬が出されるのを待合室で待っているお年寄りが、自分の血圧について話をしていることがあります。

耳を傾けてみると、

「私の血圧は上が１８０もあるのですが、下は80と低いので安心しているのです」

と話していますが、これは正しいことなのでしょうか。

上が１８０㎜Hg、下が80㎜Hgという血圧の正しい理解をするとなると、次のようなことになります。

上の血圧がとても高い状態に加えて脈圧も１００というとても大きなものとなり、血管の身になってみれば踏んだり蹴ったりの悪い状態で、その結果、下の血圧が80㎜Hgに押し下げられている、というわけです。

脈圧が大きいほど心筋梗塞などの命にかかわる血管の事故を起こしやすい、という警告を最初に発したのは１９９４年、アメリカの高血圧専門医フランクリンのグループでした。フランクリンは、それまで報告されていた上の血圧を目印にしたものよりも、平均血圧と脈圧から計算された値を目印にしたもののほうが、命にかかわる血管の事故を起こす危険性との関係が強いことを明らかにしたのです。

１９９７年にはフランスの高血圧専門医サーファーのグループが、脈圧は大きければ大きいほど命にかかわる血管の事故を起こす危険性が増すこと、特に心筋梗塞を起こす危険が増すことを報告しました。しかし、これらの発表は、当時はさほど注目を集めることはありませんでした。

その後、イタリアのベルデキアが、アメリカ高血圧学会の学会誌『ハイパーテンション（高血圧）』に研究者の目をひく論文を発表しました。

ベルデキアは24時間連続して血圧を測って記録できる携帯型の血圧計を使って測定した血圧の値や診察の時に測った血圧の値など、さまざまに条件を変えて測った血圧の値すべてについて調べた結果、脈圧が大きければ大きいほど心臓や血管の事故を起こす危険性が増すという結果が得られたことを報告したのです。

今から15年前に少数の研究者が、脈圧が大きくなることによる危険性を指摘していたことが、今では世界の常識になっているのです。

下の血圧について、ふた昔ほど前に一時的にではありますが「Ｊシェイプ現象」ということが取り沙汰されたこともあります。Ｊシェイプ現象とは、下の血圧が高いほど死亡率は増加するけれど、ある値以下になるとかえって血圧が低いほうが死亡率は増加するといった形（Ｊシェイプ）を示したことから名づけられたものです。

そこから、下の血圧は下げ過ぎないほうが良い、という原因と結果を逆立ちさせた結論が導き出されました。

しかし、下の血圧が低い人のほうが、死亡率が高かったということの真実は、次のようなことだったのです。

大きな脈圧により下の血圧が低い位置に押し下げられている人は、別に血圧を下げ過ぎた人ではなくて、脈圧をそんなに大きなものにするまでに動脈硬化（特に太い血管の動脈硬化）が進んでいた人達なので、そのために心筋梗塞などの命にかかわる血管事故を起こして亡くなられることが多かった。

実際のところ、脈圧という言葉はまだあまりなじみがないかもしれませんが、高血圧について考える時は脈圧を抜きにしては語れません。

これまでは血圧の目安といえば、上の血圧と下の血圧だけが問題にされてきました。

しかし、これからの時代は脈圧との関係も考えながら判断することが大切なこととなります。さらに言えば、下の血圧という、いわば尻尾にあたる値だけをつかまえてあれこれ解釈をして理屈をつけることは意味がないのです。

もっと言うと、下の血圧の値だけを取り出して判断することは無意味であるばかりか判断を誤ることにもつながります。

先に述べたように、たとえば下の血圧の数値とともに、必ず上の血圧がいくつかということを考えることが必要です。

上の血圧と下の血圧ということで長年親しまれて使われてきたいきさつもありますので、血圧を測った値として下の血圧を記録することは良いのですが、その扱いが問題となるのです。

たとえば、下の血圧が同じ80の場合でも、120／80㎜Hgの人と180／80㎜Hgの人とでは、意味することに大きな違いがあります。前者の脈圧は40、後者の脈圧は100で2倍以上も違います。

120／80㎜Hgの場合は本当に血圧が低くて至適な血圧の状態で、下の血圧も低くて至適な状態です。

ところが、180／80㎜Hgの場合は、脈圧が大きい結果、下の血圧が低い位置に押し下げられている、というのが本当の事情なのです。

心臓から血液を送り出す際の大きな脈圧が続くと、太い血管のやわらかく変化する能力が失われて硬く変化してきます。太い血管の硬化が進むと脈圧も一層大きくなり、それがまた太い血管の組織（弾性線維）の破壊と硬化を招くという悪循環となります。

血管の硬さを表す目安としては脈波伝播《でんぱ》速度（ＰＷＶ）と呼ばれるものがありますが、血管が動脈硬化を起こして硬い状態のものであるほど脈波伝播速度が速くなります。お年寄りの脈波伝播速度は健康な若者の１・５〜2倍にもなり、それだけ脈圧を大きくすることになります。

厄介なことに脈圧が大きいと、太い血管の硬化が進むだけでなく、細い血管を含めた全身の動脈硬化も進行するのです。

血圧についての新しい知識をもとに体からのメッセージを受け取る

さて、上の血圧と下の血圧というサイドラインのほぼ真ん中にひくことができる線が平均血圧と呼ばれるものです。

平均血圧という言葉から、上の血圧の値と下の血圧の値を足し算して、それを2で割り算すれば良いと考える人がいるかもしれませんが、単純に足して2で割ることでは駄目なのです。それは次のような理由からです。

富士山を思い描いていただきたいのですが、富士山をちょうど半分ずつにするのは地上から何メートルのところか、という問題になります。高さの半分の場所であれば標高を2で割り算すればよいのですが、実は面積（富士山の形）を2分する位置を求めなければなりません。すると、標高を2分した位置より少し下の場所となります。

そこで富士山ならぬ「血圧山」の面積の半分にあたる数値を求めるには正確には積分しなくてはいけません。このようにして求めた数値が正式な平均血圧です。ただし、一般には簡易計算式として、「下の血圧値」＋「(上の血圧値マイナス下の血圧値）÷3」というのが参考値として用いられています。

たとえば上の血圧が１２０㎜Hg、下の血圧が70㎜Hgの場合の計算をしてみますと、「70」＋（１２０マイナス70）÷３」で約87となります。

ちなみに太い血管の動脈硬化が少なくて、脈圧の小さな場合（先述の若年性高血圧のような）の平均血圧は下の血圧とほぼ同じ数値となります。

たとえば上の血圧が１５０㎜Hg、下の血圧が１１０㎜Hgの場合の計算をしてみます

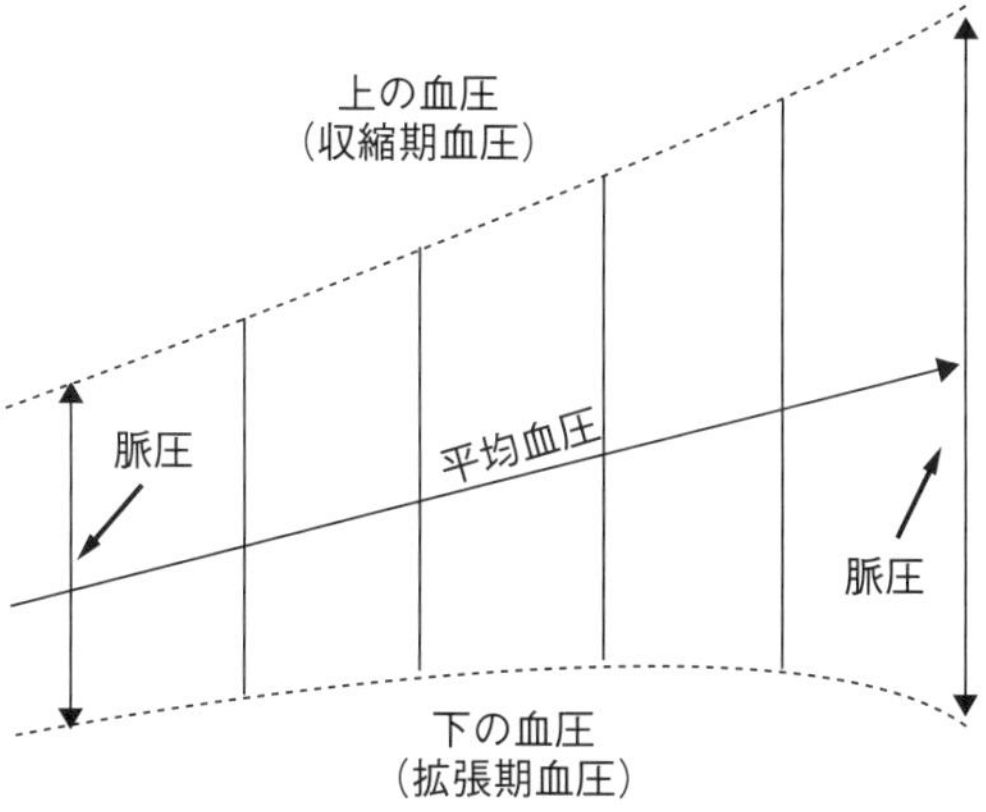

図２－３　年をとるにつれて変化する平均血圧と脈圧

と、「１１０」＋「（１５０マイナス１１０）÷３」で約１２３となります。

年をとるにつれて血圧がどのように変化するか、ということを脈圧と平均血圧とを使って表したものが図２―３です。図は30代からの変化を示したものですが、年をとるにつれて平均血圧は上昇し、脈圧も大きくなっていきます。

年を重ねることは誰にも平等に訪れることですが、平均血圧を上げないようにすること、脈圧を大きくしないことは、努力次第で差が生まれてきます。

ここまでのおさらいをしてみましょう。

１　細い血管の動脈硬化は上の血圧、下の血圧、そして平均血圧を上昇させます。

２　太い血管の動脈硬化は脈圧（上の血圧マ

イナス下の血圧）を大きくします。

3　上の血圧、下の血圧、平均血圧が高い状態は、細い血管に動脈硬化が起きていることを知らせるメッセージです。

4　脈圧が大きい状態は、太い血管に動脈硬化が起きていることを知らせるメッセージです。

これまで述べてきた血圧についての新しい知識をもとに、体が発信するメッセージを正しく受け止め、生活習慣の改善が必要であれば、早速実行したいものです。

私達の体は大変良くしたもので、動脈硬化を予防する・改善する生活を実行すると、悪い状態が良い状態へと変化するのです。

細い血管の動脈硬化が改善されれば、上の血圧、下の血圧、平均血圧の高い状態が改善されます。太い血管の動脈硬化が改善されれば、脈圧も50前後に安定してきます。

繰り返しになりますが、動脈硬化は血管が硬く、厚く、血液の通り道（内腔）が狭くなるという三つの変化です。動脈硬化の改善をはかることは血管をやわらかく、血液の通りを良くすることです。食べ方、運動、眠り方、ひいては生き方を、血管がやわらかく、よく開くものに変えていけば良いのです。第6章でその具体的な方法を紹介しますが、改善の努力をすれば血管は至適な血圧というご褒美を用意してくれます。

上の血圧は二つあることがわかった

血圧について新しく見えるようになってきた最新の知識の一つに、上の血圧は二つある、ということがあります。

上の血圧が二つあることがわかってきた背景に、検査機器の進歩により心臓の左心室から大動脈に送り出された直後の血圧を測ることが簡単にできるようになったことがあります。

心臓の左心室から大動脈に送り出された直後（専門的には大動脈起始部《だいどうみやくきしぶ》と言います）の血圧は「中心血圧」と呼ばれますが、中心血圧の、しかも上の血圧の本当の姿が良く見えるようになってきたのです。

中心血圧の鮮明な波形を測るのに、これまでの技術ではカテーテル（管）をその場所まで挿入して計測しなければなりませんでした。このような計測は専門的な知識と技術をもつ人でなければできなかったのですが、機器が進歩をとげ、手首の脈波を分析することで中心血圧を推定する血圧計が登場したことにより、診察の場でも簡単に測定できることが可能になりました。

中心血圧が上がると心臓や血管に負担がかかり、左心室の肥大（左心室の筋肉が厚くなる）、心不全、不整脈、脳卒中、心筋梗塞など命にかかわる血管の事故を起こす危険性が増します。まさに中心血圧はその人の寿命を左右するものと言ってもいいでしょう。

中心血圧を上昇させる最大の原因は血管の動脈硬化です。中心血圧が高いということは動脈硬化が起きていること、進んでいることを示します。

さて、心臓から血液が大動脈に送り出された直後の場所で、①血液が流れる速さと、②血圧の波形（圧波）を同時に記録したものが図2―4です。

心臓が収縮を始めると左心室から大動脈へと血液が送り出されます。送り出される血液の流れが速くなるにつれて、「送り出される圧でできる波形」がP0からP1へと大きくなっていきます。心臓から送り出される血液の流れが速くなるにつれて「送り出される時の圧でできる波形」が大きくなるのは理屈に合った話で納得できます。しかし、注目してほしいのはその後です。

心臓が血液を送り出す作業を終えると、血液の流れはだんだん遅くなり、その量も減ってきます。それにつれて「送り出される圧でできる波」も小さくなるはずですが、

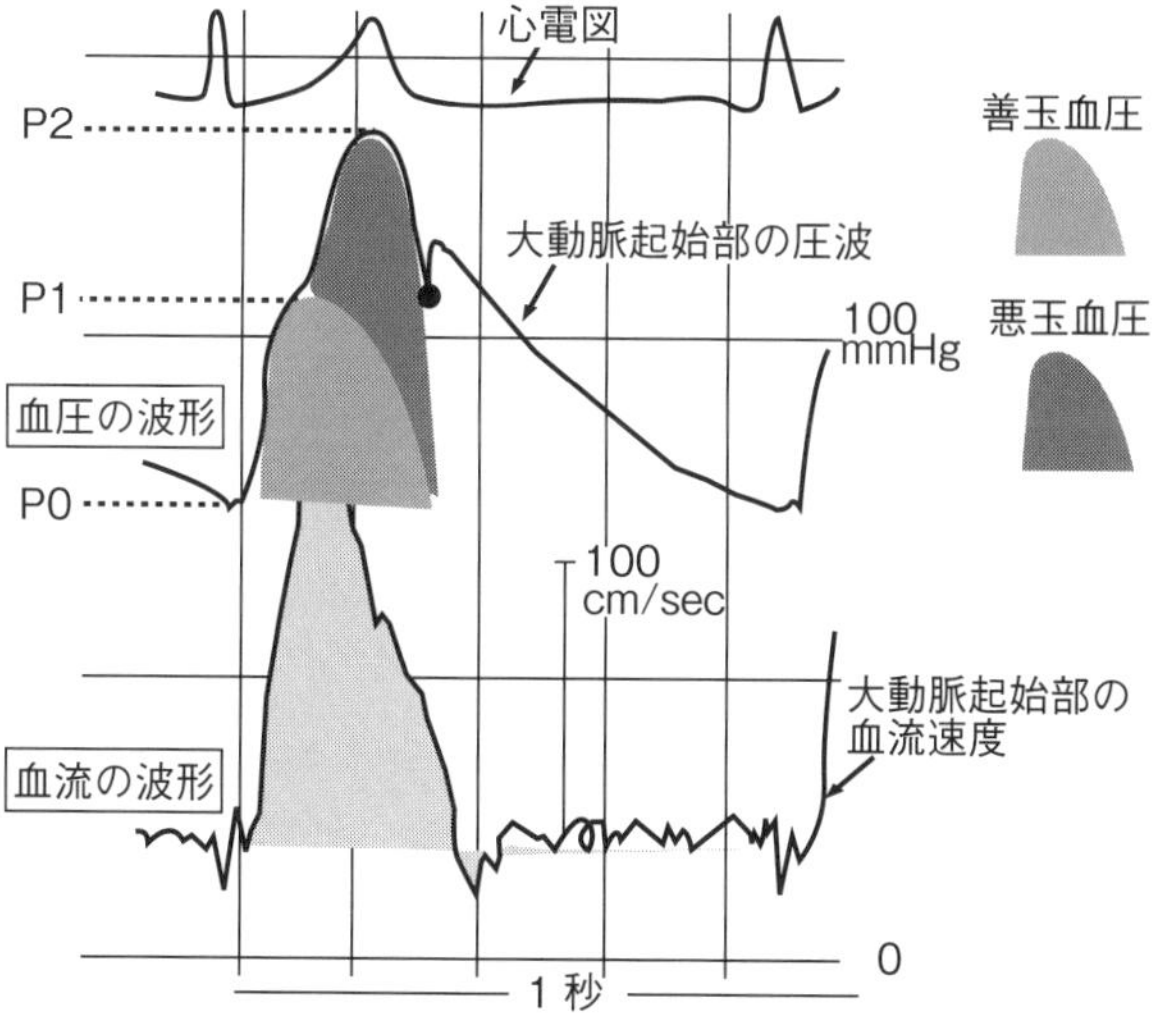

図２－４　中心血圧の波形と血流の波形

「送り出される圧でできる波」は、引き続いてＰ１からＰ２へと大きくなっていくのです。

つまり、心臓から血液が送り出される間にできる圧（圧波）は、Ｐ０からＰ１の山とＰ１からＰ２の山の二つの山から組み立てられていることがわかります。

心臓から大動脈へと血液が送り出される血液の流れが速くなるにつれて、大きくなるＰ０からＰ１への山が作られることは理解できますが、心臓から送り出される血液の流れが遅くなりその量も減る、つまり、心臓が一仕事終えたにもかかわらずＰ１からＰ２へと大きくなる第二の山は何が原因でできるのでしょうか。第二の山の正体を明らかにする必要があります。

実は、P1からP2への第二の山の正体は、心臓から血液が送り出される圧によってできる波（圧波）が、全身の血管に当たって跳ね返ってきた（反射してきた）圧によってできる波なのです。

心臓が血液を送り出す時に作られる圧波には、①送り出す圧でできる波（駆出《くしゅつ》圧波）と、②送り出す圧でできる波が全身の血管に当たり反射してきたことでできる波（反射圧波）の二つがあり、それを合計した（①駆出圧波に②反射圧波を足し算した）ものが、心臓が血液を送り出す時に作られる圧波であることがわかってきました。つまり、上の血圧とは、この二つの圧波を合計したものにほかなりません。

上の血圧の「善玉血圧」と「悪玉血圧」

私は、血液を送り出す駆出圧波を「善玉血圧」、送り出す波が全身の血管から反射してきた反射圧波を「悪玉血圧」と名づけて患者さんに説明しています。

悪玉という言葉が世に使われるようになったのは江戸時代から、というのが定説です。当時の人達の楽しみといえば「草双紙《くさぞうし》」と呼ばれた絵入りの絵本を読むことでした。「草双紙」はひらがなで書かれた本文にイラストが添えられています。そこに登場する悪者は、これは悪いことをする人ですよ、ということがよくわかるように顔の部分を○の形にして、その○の中に悪という字が書き入れてあります。マル（玉）に悪だから悪玉、と言われるようになりました。

一方、良いことをする人は、○の形にした中に善という字を書き入れました。マルに善だから善玉、と言われるようになったというわけです。

時代を経て、善玉悪玉という言葉は現代の健康書の中にも登場するようになりました。よく知られているのは善玉コレステロールと悪玉コレステロールでしょう。血管の動脈硬化を促進するように働くコレステロール（ＬＤＬ）のことを悪玉コレステロール、血管の動脈硬化を改善するように働くコレステロール（ＨＤＬ）のことを善玉コレステロールと名づけて、悪玉コレステロールを減らし、善玉コレステロールは増やすように、という説明がされます。

さて、上の血圧にも善玉と悪玉の二つがあることがわかってきたことを紹介しました。

繰り返しになって恐縮ですが、善玉血圧は、心臓が収縮して左心室から大動脈の入り口に向かって血液を送り出した時の圧です。悪玉血圧は、心臓が血液を送り出した波が全身の血管に届き、それが跳ね返ってきた波で作られる圧です。

善玉血圧は、善玉という名前にふさわしく血液を送り出す大切な働きをする血圧です。ところが悪玉血圧は、悪玉と名づけられているように善玉血圧の働きの邪魔をしてしまうのです。悪玉血圧が悪の度合いを増すと、ますます心臓が血液を送り出している最中に戻ってきてしまいます。

ちなみに、心臓は血液を送り出す作業を1回終えるごとに、左心室から大動脈への出口にあたるドア（大動脈弁）を一度閉めます。その閉められた時が、79ページの図2―4では凹みのある部分（●の点）として記録されます。閉められた後に悪玉血圧が戻ってきても、ドアでさえぎられているので心臓には負担がかかりません。ところが、悪玉血圧が早く戻ってくると、血液を送り出している最中に戻ってくることになり、心臓は悪玉血圧の圧力をもろに受けることになります。

私は、患者さんに次のようなたとえ話で説明をしています。

お母さんが家事をしている最中に子どもがまとわりつくと、お母さんは邪魔だし危ないしで怒ってしまいます。ところが家事をすませてひと段落したお母さんに子どもがまとわりつけば、可愛いねと抱っこして十分に愛情をそそいであげられます。

心臓が血液を送り出す作業をしている最中に反射圧波がやってくるのは、お母さんが怒ってしまうように心臓にとっては迷惑な話なのです。

実際に、血液を送り出している途中では左心室と大動脈との間にあるドアもまだ開きっぱなしですので、悪玉血圧の圧力を心臓はもろに受けることになります。

悪玉血圧の力が大きいほど心筋梗塞や脳梗塞、脳出血などの命にかかわる血管の事故を引き起こす危険が高まることもわかっています。また、高血圧、糖尿病、脂質異常症などの生活習慣病や血管の老化（動脈硬化）が悪玉血圧の悪玉度を増すこともわかっています。

悪玉血圧の力が増した状態が長く続いていると、血液を送り出す心臓の左心室の負担が増し、その負担のために心臓の左心室の筋肉が肥大してきます。筋肉で作られたポンプが疲れてダラーンとのびてくるのに似て、心臓が元気に血液を送り出せなくなる状態となるから大変です。

血管が硬く変化した状態では悪玉血圧がより悪玉度を増す

それでは、悪玉血圧はどのような原因で悪玉度を増すのでしょうか。私は、患者さんに次のようなたとえ話で説明をしています。

ゴムまりをやわらかい地面にぶつけた時と硬いコンクリートにぶつけた時を比較してみると、どちらが強く速く跳ね返るでしょうか?

やわらかい地面にぶつけた時よりも硬いコンクリートにぶつけた時のほうが、反発力が大きく強く跳ね返りますね。

血管が動脈硬化を起こして硬く変化した状態は、硬いコンクリートにたとえることができます。硬いコンクリートにゴムまりをぶつけた時と同じように、圧波は強く速く跳ね返ります。

血管がやわらかさを保っている状態は、やわらかい地面にたとえることができます。やわらかい地面にゴムまりをぶつけた時と同じように、圧波は弱くゆっくりと跳ね返ります。

動脈硬化が進めば進むほど血管の硬さが増し、圧波の反射も強く速くなります。心臓が血液を送り出している最中に戻ってくることにもなります。

反射圧波が早く戻ってくる状態は、都会のラッシュアワーでホームに着いた満員電車の光景を思い浮かべるとわかりやすいでしょう。

心臓駅の駅員（左心室）が乗客（血液）を車内（血管）に入れようと後押ししているのに、満員の車内からは肘鉄砲でつついて押し返そうとする乗客（反射圧波）がとてもたくさんいる状態です。押し返そうとする乗客の力が強ければ、駅員が一所懸命に努力したにもかかわらず、車内（血管）に入りきれずに積み残される乗客（血液）も出てきます。おまけに、毎度毎度の後押し作業が大変なので、駅員（左心室）も疲れてしまいます。

つまり、悪玉血圧（反射圧波）は善玉血圧（駆出圧波）をできるだけ邪魔しないものであることが大切なのです。

脈波を記録して善玉血圧と悪玉血圧の背の高さから計算できる指標が「ＡＩ」（エイアイ）と呼ばれるものです。

ＡＩは英語のオーギュメンテーション・インデックスの頭文字をとったもので、オーギュメンテーションとは、過剰なとか余分なという意味です。

つまり、善玉血圧に対して悪玉血圧がどれだけ過剰になっているか（背が高くなっているか）がわかる指標というわけです。

ＡＩの値は悪玉血圧を善玉血圧で割り算することで得られます。つまり、反射圧波の身長÷駆出圧波の身長というわけです。

なお、ＡＩという意味や内容を『サーキュレーション（血液循環）』という医学専門誌に世界で初めて発表したのは、私の友人のレイモンド・ケリーという学者です。年をとるとともに悪玉血圧が増えてＡＩ値が上がってくることを指摘しました。

ＡＩ値が上がった状態を改善しないでいると、命にかかわる血管の事故を起こす危険性が増すのです。生活習慣の改善などで動脈硬化が改善され、ＡＩ値が正常に近づくにつれ、命にかかわる血管の事故を起こす危険性が低くなるのです。

ＡＩが正常な人と、悪玉血圧が善玉血圧に対して過剰でＡＩの高い人とで、血液を送り出した時に心臓の左心室にかかるストレスを示したものが図２―５です。

ＡＩが正常な人は、血液を送り出した後は心臓の左心室にかかる負担は速やかに消え

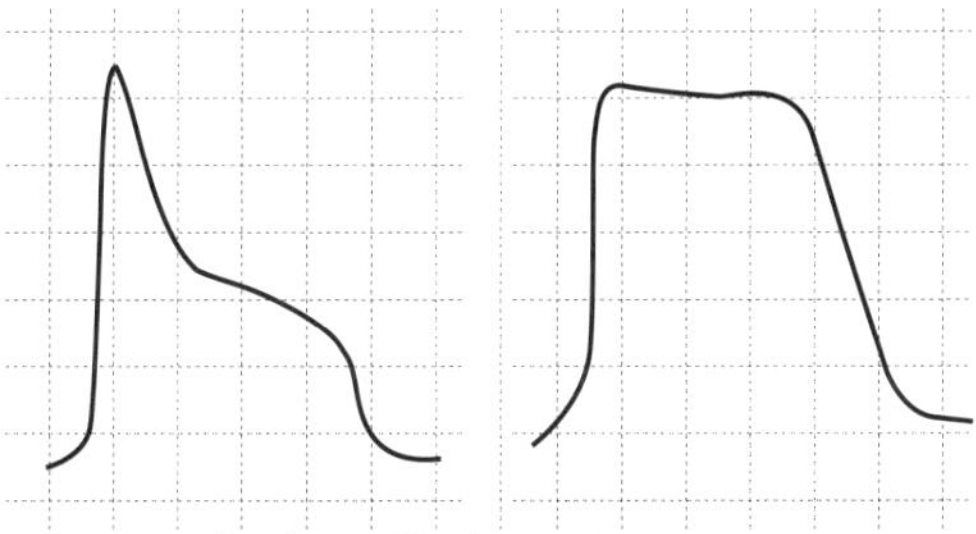

左側＝「悪玉血圧」の身長が低い状態の人。
右側＝「悪玉血圧」の身長が高い人。右側の人のほうがストレスがしばらく続くので、心臓に大きな負担がかかります。

図2－5　心臓の左心室にかかるストレス

てなくなります。ところが、ＡＩが高い人では、血液を送り出した後も左心室にかかる負担がしばらく続きます。

心臓が血液を送り出すたびに、こんな負担が左心室にかかり続けるのでは心臓もたまったものではありません。疲れた心臓は左心室の心筋肥大や心不全を起こす危険性が増します。

これからの時代は、上の血圧にある善玉血圧と悪玉血圧の状態を知ることも健康管理に必要なことになってきます。

江戸時代の人達は「草双紙」を読みながら善玉と悪玉の闘いに胸を躍らせたことでしょう。現代人は、命にかかわる血管の事故を予防するのに役立つ知識として、上の血圧の善玉と悪玉への関心をもってほしいと思います。

検査機器の進歩で明らかにされた二つの血圧

上の血圧は善玉血圧と悪玉血圧で構成されていることがわかったのは最近のことです。昔からあった事実なのですが、検査機器の進歩により明らかになってきたのです。診察室で血圧を測った時の上の血圧は一つです。しかし、血圧の測定とともに脈波を記録することで二つの血圧（善玉血圧と悪玉血圧）が見えてきたのです。

これまでの検査技術で、大動脈の始まりの場所の血圧を測定するには、カテーテルを鼠径部《そけいぶ》もしくは腋《わき》の下から送り込み、動脈内の血圧を測定しなければなりませんでした。このような計測は専門家でなければ行えなかったのです。しかし、機器の開発が進み、手首の動脈（橈骨《とうこつ》動脈）の脈波を細かく分析することで血圧を確実に推定できる機器が実用化され、簡単に大動脈の始まりの場所での血圧の値を知ることができるようになりました。

手首の動脈を使って行われる際に、トノメトリー法が利用されます。トノメトリー法は、手首の動脈に平たい接触面をもつ感知器を押し当て、拍動する動脈内の血圧の変動を感知器で電気信号に換えて測定する方法です。

比較的簡単に血圧を測定することができますが、条件として最適なのは、①動脈が平らな骨に続いている、②動脈と感知器との間に筋肉など計測の邪魔になるものが少ないことです。そのような条件に合う場所が皮膚の表面近く、手首の橈骨のそばを走る橈骨動脈というわけです。

心臓は収縮と拡張を繰り返しながら血液を全身に送り出していますが、収縮と拡張で生まれる拍動（ドッキンドッキン）を波形で表したものが脈波です。脈波のおおもとの波形は大動脈の始まりの場所で作られ、その波形が全身の血管に伝わっていきます。

脈波をつかまえるには、これまでは首の太い動脈（頸動脈）で測られていましたが、最近は指の先でも簡単に測ることができるようになっています。指の先の細い血管で測った脈波が指尖脈波《しせんみゃくは》です。

指尖脈波を測定する機器に加速度脈波計があります。加速度脈波計のしくみも紹介しておきましょう。

血液の中にはいろいろな成分が流れていますが、その一つに赤血球があります。赤血球は酸素をヘモグロビンという運搬車に乗せて運んでいます。私達の動脈血が赤いのは酸素を乗せているヘモグロビンが赤いからです。

血液に光を当てるとヘモグロビンの量が多いほど、吸収される光の量（吸光量）が多くなります。そこで拍動と血管の状態で変化するヘモグロビンの量を、吸収される光の量の変化として波形で表すことを可能にしたのが「光電脈波計」です。

光電脈波計でとらえた脈波をよりくっきりとした目鼻立ちの良い美男子型に数学的に処理したものが加速度脈波で、それを測る器械が加速度脈波計です。

容積脈波だけを記録すると、のんべんだらりとした波形なので変化した境目がはっきりしません。心臓が収縮した時、その後に拡張した時など、綺麗に分かれるはずの変化した場所もはっきりしないものでした。

そこで、変化する境目の前後の波形をしっかりと描くものへと改良が加えられ、やがて目鼻立ちがくっきりと整った波形を速く描くことができるものへと進化してきたのです。つまり、もともとの波形をより鮮明にし、それでいてもともとの波形を成り立たせるもとになっている要素をすべて受け継いでいるものが加速度脈波です。

約30年前に開発された加速度脈波計は、その後改良が加えられてきましたが、改良の最たるものは、記録をとる方法がそれまでのアナログ式のものからデジタル式のものに進化したことでした。

それまでのアナログ式のものでは、記録した波形と時間の経過とを関連づけるのに苦労していたからです。ゆっくりと時間をかけて波形をとると、特徴を読み取れないのんべんだらりとした波形となります。速くとるようにすると、体から出る独特の雑音がたくさん入ったものになります。

ところが、デジタル式では時間の経過とともにドット（点）で記録されることになり、記録と時間とのずれが生まれません。記録したドットを数値化して足し算や引き算をするだけで安定した波形が描けるようにもなります。

デジタルで入力された情報は細かい点まではっきりさせる際にとても便利です。2回、3回、4回と計算式（微分）を繰り返すことで、情報をよりわかりやすいものに加工しやすくもなります。

それまであまり目鼻立ちが整っていなかった顔（波形）を、クッキリとした目鼻立ちの整った顔（波形）にすることが簡単にできるようにもなりました。

波形そのものがデジタルで入っているので、いわば住所と家の高さが記録されることに似て、細かい点まではっきりさせたい項目を新しく加えたり、何か問題点がもち上がった時にすぐに実際に証明することができるようになったのです。

上腕の血圧測定では悪玉血圧が隠れてしまう

脈波をつかまえるのに良い場所としては、心臓を出た直後の場所や頸動脈、手首の橈《とう》骨動脈、そして指の先などがあります。

心臓から出た直後に作られたおおもとの波形は全身の血管に伝わっていき、動脈のいろいろな場所であたかも異なった波形であるかのように変形をしますが、実は、ある決まった増減、変化の関係をもちながら伝わっていきます。そして、体のそれぞれの場所で善玉血圧と悪玉血圧の関係に特徴があることもわかってきました。

心臓を出た直後で測定した場合の波形は、悪玉血圧の身長が善玉血圧の身長よりも高い（血管が硬い）ので悪玉血圧の身長が上の血圧となります（図2―6）。

通常、診察の場や家庭で血圧を測る時は上腕にマンシェットを巻いて測定しますが、上腕の場合は善玉血圧の身長が悪玉血圧の身長よりも高いので、善玉血圧の身長が上の血圧となります。

上腕でなぜこのような身長の逆転が起きるのでしょうか。その謎解きをする前に、悪玉血圧は体のどの場所からの跳ね返りが標準となるのかを説明しなければ、です。

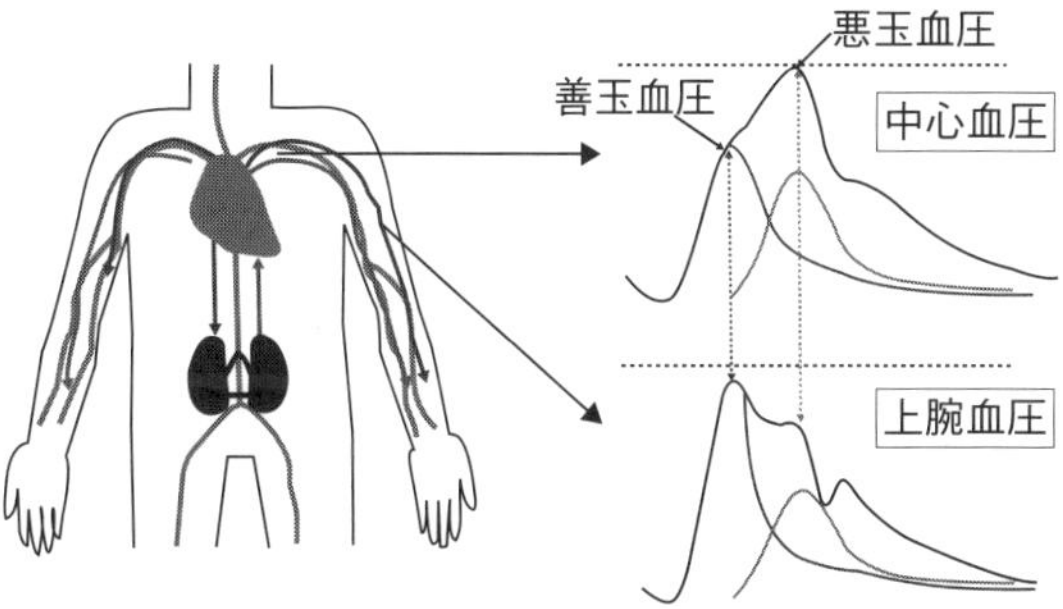

図2-6　中心血圧と上腕で測った血圧の違い

悪玉血圧は善玉血圧が全身の血管から跳ね返ることで生まれますが、研究が進んだことで、心臓から血液が送り出されて44±2㎝くらいの場所が跳ね返りの標準点であることがわかりました。ちょうど大動脈が左右に分かれるおへそのあたりになります。

ちょっと話が横道にそれますが、私は２００８年６月に、中国の広州、上海、そしてモンゴルと約１週間かけて講演旅行をしました。中国で命にかかわる血管の事故の予防を啓蒙する「血管週間」という催しがあり、それに招かれたのです。

講演の前に西湖《シーフー》を訪れる機会がありました。とても風光明媚なところでしたが、そこに興味をひく立像が建っていました。その立像には悪玉血圧が作られる跳ね返り点を示すかのように、おへそに大きな刻みが入っていました（95ページの写真）。早速、写真に撮って

スライドにし、講演で、

「中国の先人は千何百年も前からずっと、おへそから悪玉血圧が跳ね返るということを知っていたのですね」

と話しますと、結構受けたものです。

立像がそれとなく教えてくれる大事なことは、心臓から血液を送り出す際の善玉血圧と、それがおへその位置で跳ね返ってきた悪玉血圧を合計したものが上の血圧だということです。

血液の流れは前向きの流れに後ろ向きの流れがぶつかれば、前向きの流れを阻害して、流れが悪くなって小さなものになります。しかし、前向きの圧と後ろ向きの圧とがぶつかった場合には、二つの圧が合計された大きな圧となるのです。

さて、善玉血圧が標準スポットのおへそから跳ね返ることでできる悪玉血圧は、上腕に伝わるまでの距離と時間の差が生まれます。そこで、上腕で測定した上の血圧は善玉血圧の身長が悪玉血圧の身長よりも高いので、善玉血圧が上の血圧となる、というわけです。

これまで述べたことをおさらいしますと、中心血圧の上の血圧は悪玉血圧の身長をさし、上腕で測定した上の血圧は善玉血圧の身長をさすのです。

診察の時や家庭での血圧測定は上腕で測りますが、多くの場合、上腕の測定では善玉血圧が反映されるだけで、悪玉血圧は反映されないのです。あたかも悪玉血圧は隠れてしまった状態になっているのです。

上腕で測定した血圧と中心血圧とを比べた具体的な数値を紹介しましょう。

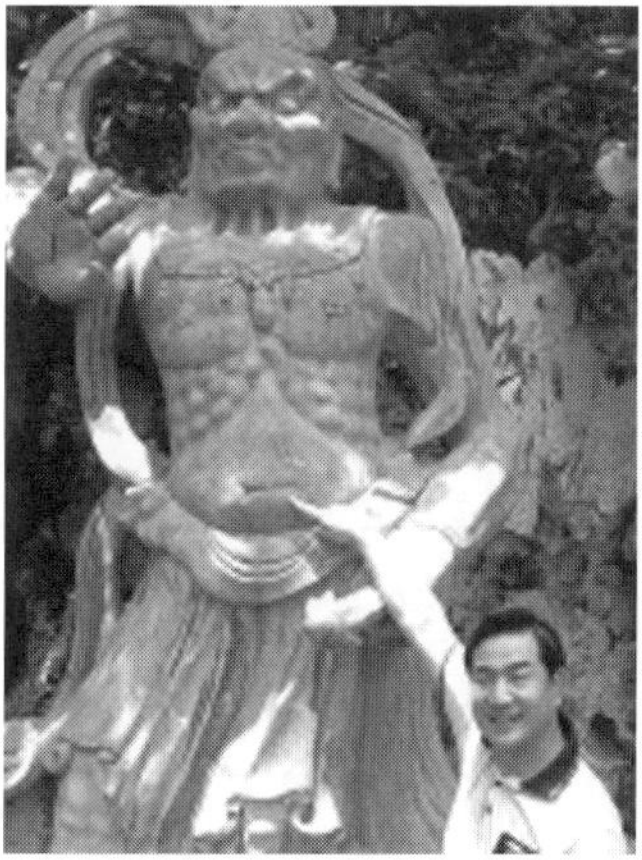

中国の西湖を訪れたとき、こんな立像が建っていました。心臓から血液を全身に送り出した圧波（善玉血圧）が、全身の血管から跳ね返り反射の圧波（悪玉血圧）が作られる標準点を示すように、おへそに大きな刻みが入っていました。

Aさんは上腕で測定した血圧は１２８／78㎜Hgで、中心血圧（大動脈の入り口の場所で測定した上の血圧）は１３１㎜Hgでした。Bさんは上腕で測定した血圧は１１９／72㎜Hgで、中心血圧は１３４㎜Hgでした。上腕で測定した上の血圧を比較すると、Aさんのほうが高いのですが、中心血圧で比較するとBさんのほうが高いことがわかります。実は、BさんはAさんよりも悪玉血圧の身長が高いことによるものでした。

中心血圧を測定できる機器を備えた医療機関も増えてきましたので、中心血圧の測定を希望される時は、かかりつけ医に相談してみると良いでしょう。

上腕の血圧測定だけでは降圧薬の真価がわからない

上腕で測る血圧では悪玉血圧が隠れることで、どのような問題が起こるのかについても考えてみましょう。

上腕で血圧を測定した時の上の血圧は多くの場合、善玉血圧の身長を映し出すもので、悪玉血圧は隠れてしまうことを紹介しました。つまり、悪玉血圧は上腕の血圧測定ではつかまえることができません。

現在の降圧薬はその多くが悪玉血圧を下げることで高い血圧を下げることを狙いとしています。そのような降圧薬の効果は中心血圧をみるとよくわかります。薬を服用すると、中心血圧の悪玉血圧の身長が低くなるからです。

悪玉血圧の身長の高さを左右するのは血管の動脈硬化の進み具合ですから、その身長が低くなったということは、薬の効果で動脈硬化の状態を改善できていることになります。その結果、血管からの跳ね返りで作られる悪玉血圧の身長は低くなります。

中心血圧の悪玉血圧の変化をみれば、このような改善は一目見ただけではっきりわかることなのですが、残念ながら上腕の血圧測定ではわからないのです。上腕の血圧測定では悪玉血圧が隠れてしまっているので、その変化を知ることができないからです。

このようなことを証明するために、私は、試験をしてもらう人に血管を広げる作用をもつ代表的な薬のニトログリセリンを飲んでいただき、飲む前と飲んだ後とで、中心血圧と上腕で測定した血圧の悪玉血圧の変化を比較してみることにしました。

診察の時に上腕で測定する血圧と手首で測定した血圧はほとんど同じ数値を示しますので、手首で測定した数値で比較することにしました。

ニトログリセリンは狭心症を起こした時の応急薬として有名です。ニトログリセリンを舌の下に置くと、そこから吸収されて血液の中に入り、血管を広げる効果を発揮します。

狭心症は心臓の冠動脈が狭くなることで起きる症状ですので、ニトログリセリンの血管を広げる効果と心臓の負担を下げる効果によって改善されるのです。血管を広げることで血圧を下げる効果も得られます。

つまり、一時的に動脈硬化を改善する効果が得られますので、悪玉血圧を減らし、その身長を低くすることができます。悪玉血圧が低くなると心臓が送り出す血液の流れも良くなるので善玉血圧も低くなり、その身長も低くなります。そこで悪玉血圧も善玉血圧もともに改善するという効果が得られます。

このことを反映して、中心血圧でも手首の血圧測定でも善玉血圧は同じように15㎜Hgの低下を示し、悪玉血圧は中心血圧でも手首の血圧測定でも30㎜Hgの低下を示しました。善玉血圧と悪玉血圧の両方が、そろって低下していることがわかります。

ところが、上腕の血圧測定が反映するのは善玉血圧であり、悪玉血圧が隠れてしまうことを思い起こしてください。悪玉血圧が実際には30㎜Hg低下しているにもかかわらず、上腕の測定（善玉血圧を反映する）では15㎜Hgだけ低下しているに過ぎないということになってしまいます。目的とした悪玉血圧が30㎜Hg低下しているにもかかわらず、15㎜Hgの低下しか効果がないと誤って判定されてしまうのです。

ニトログリセリンと同じように血管を広げて悪玉血圧を下げる効果で血圧を下げる薬として血管拡張薬があります。血管拡張薬の仲間にはカルシウム拮抗薬《きっこうやく》、アンジオテンシン変換酵素阻害薬《へんかんこうそそがいやく》、アンジオテンシンⅡ受容体拮抗薬《じゅようたいきっこうやく》などがあります。

これらの血管拡張薬の血圧を下げる効果を正しく評価するには、悪玉血圧がどれくらい下がったかということを目安にする必要があります。

血圧を下げる薬を服用しても、上腕で測った上の血圧（実は上の血圧の善玉血圧だけを反映したもの）の数値だけを鵜呑《うの》みにしていると、血圧の低下が思ったほどではないので、薬の効きが悪い、薬の量を増やす必要があるかな？　と誤った判断をしてしまう恐れがあるのです。

これからの時代の血圧の判定は、どの場所で血圧を測定したものなのかということも考えに入れる必要があります。そして、上の血圧の善玉血圧と悪玉血圧の状態をよく知ることが大切なことになってきます。

上腕で測定した血圧による運動負荷試験には問題がある

上腕で測定した血圧の値だけで運動負荷試験の判定を行うのは危険だ、ということについても触れておきましょう。

健康づくりに運動をということがよく言われます。そこで、運動の強さをどの程度のものにすれば良いのかという一人ひとりの運動の強さ（運動強度）を決める目安として運動負荷試験が行われます。

エルゴメーター（自転車こぎ）やトレッドミル（ベルトの上を歩行）で運動の強さを調節し、その時の脈拍や血圧の測定が行われます。

運動の強さは通常は「心拍数×上の血圧の値」で表されます。運動生理学の教科書には「心拍数×上の血圧はダブルプロダクツと呼ばれ、心筋の酸素消費量の一つの目安になる」と記されています。

この場合の上の血圧は上腕で測定されたものにほかなりません。

問題は、上腕で測定した上の血圧の値は善玉血圧の値であり、それも運動することで血液の流れが良くなった（身長が高くなった）善玉血圧だということです。

運動負荷試験を行って上の血圧を測ったところ240㎜Hgを超えていた、という話をよく聞きます。上腕で測った血圧の値が240／90㎜Hgと出ると、心臓にも240㎜Hgというきわめて高い上の血圧の負担がかかっていると判断されます。しかし、これが間違いなのです。

上腕で測った上の血圧が240㎜Hgだから、同じように中心血圧（の上の血圧）も240㎜Hgを超えている、と判定することが間違いなのです。上腕で測った上の血圧が

240mmHgあった、という人の心臓を出た直後の上の血圧を測ると160mmHgだった、という報告があるように、上腕で測った数値と80mmHgもの差があるというのが真実なのです。

上腕で測った上の血圧と比べて心臓から出た直後で測った上の血圧は低い、という論文はすでにいまから約40年以上も前に、アメリカの運動生理学の大家であるローエルによって『サーキュレーション（循環）』というアメリカの専門誌に発表されています。

ローエルは直接血管の中の圧力を測って、その報告をまとめたのですが、ローエルが苦心して測った心臓を出た直後（大動脈の入り口）の血圧は、現在では手首で測ることが可能になっています。

私は、ローエルが発表した内容を検証するために、それぞれの場所の上の血圧を脈波により調べたところ、まさにローエルが指摘したのと同じ結果が得られました。

ではなぜ、上腕で測った上の血圧と心臓を出た直後の上の血圧とで大きな差が生まれるのでしょうか。

それは運動をすることで心臓から送り出される血液が良く流れるようになると、上腕では通常よりも多くの血液の流れとなり、そのことで善玉血圧が常よりも高くなるからです。上腕で測定した上の血圧では、通常でも善玉血圧の身長のほうが高く、上腕で測定した上の血圧は善玉血圧を反映することを紹介しました。運動により血液の流れがピークとなる状態では、善玉血圧の身長が通常よりもグンと高くなることで、上の血圧値もグンと高くなるというわけです。

上腕で測定した上の血圧が240㎜Hgであっても、中心血圧の上の血圧は160㎜Hgだった、という報告もあります。動脈硬化が起きていない若い人の場合は、心臓から血液を送り出す中心血圧の善玉血圧を大きくする必要がないので、140㎜Hgというさらに低い値となります。

一方、年をとり動脈硬化が進むにつれて、心臓から血液を送り出す力も大きくしなければならないので善玉血圧も180㎜Hgというような高い数値を示します。

このことは、ハードな運動をして上腕で測定した上の血圧が240㎜Hgあったという場合でも、若い世代では中心血圧（の上の血圧）は160㎜Hg前後なので、もう死にそうなくらい激しい運動だったと大騒ぎするわりには、心臓にはまだ余力があるということになります。

しかし、お年をめして動脈硬化が進んでいる人の場合には、上腕で測定した上の血圧が２４０㎜Hgある時には、中心血圧（の上の血圧）も２００㎜Hgに近づいていることになり、心臓に負担がかかっていることになります。

上腕で測定した上の血圧が同じ数値であっても、若い人とお年をめした人、動脈硬化が進んでいる人と進んでいない人とでは心臓の負担が異なります。年をとるにつれて、動脈硬化が進むにつれてハードな運動は禁物ですよ、と言われるのは理にかなったことであることがわかります。

私は、運動の強さの目安として脈拍数を用いることは問題がないと思いますが、上腕で測定した上の血圧の数値をもとに計算される運動負荷の判定についてはいま一度考え直す必要があるのではないかと考えています。

心臓に与える影響を考えるのであれば、中心血圧の値を採用するべきでしょう。運動負荷テストを受ける人の動脈硬化の状態を判断材料に加味する必要がありますが、上腕で測定した上の血圧をそのままあてはめて、その人にふさわしい運動の強さを判定するのは問題があるでしょう。

上の血圧に善玉血圧と悪玉血圧の二つがあることがわかっていない時代の血圧の値と、そのことがわかった時代の血圧の値では、同じ血圧の値であってもその意味を理解する点で異なる、ということにほかなりません。

運動負荷テストに関係するこのようなことがわかるにつれて、前々から私が抱いていた、240㎜Hgを超えていてもなぜ平気で運動を続けられるのかという素朴な疑問も解けることになりました。心臓を出た直後の上の血圧が200㎜Hgを超える状態であれば心臓にかかる負担も大きくて、気分が悪くなったり不調を訴える人が続出しても不思議ではないからです。でも、平気で運動を続けられる謎は、中心血圧に善玉と悪玉の二つがあることで解くことができたのです。

第2章のポイント

▼命にかかわる血管の事故を起こす病気の中で、患者さんの数も多く最も大きな原因となるのが高血圧です。

▼日本高血圧学会の『高血圧治療ガイドライン』では、年齢にかかわらず至適血圧の値（120／80㎜Hg）未満まで改善することを提唱しています。血圧を下げる薬（降圧薬）を飲んでいる場合も目標は至適血圧です。

▼家庭で血圧を測る機会が増えてきたことで、白衣高血圧（家庭血圧よりも診察時の血圧値が高い）や逆白衣高血圧（診察時の血圧よりも家庭血圧のほうが高い）の存在がわかってきました。

▼逆白衣高血圧は朝の血圧が高いという危険シグナルです。朝の血圧が高い状態は、命にかかわる血管の事故が起きやすいのです。降圧薬を飲んでいても朝の血圧が高い場合は、医者に相談して服用の仕方をもう一度考えてみる必要があります。

▼人は血管とともに老いていきます。老化による血管の変化は細い血管から現れます。全身の細い血管の動脈硬化が進むと、上の血圧と下の血圧が上がってきます。

▼太い血管の動脈硬化が進むと、脈圧（上の血圧値から下の血圧値を引き算した数値）が大きくなります。脈圧が大きくなると下の血圧値を押し下げるようになります。細い血管に加えて太い血管の動脈硬化が進むと、上の血圧は上昇し、大きくなった脈圧で下の血圧は押し下げられます。たとえば上が180㎜Hg、下が80㎜Hgという血圧の正しい理解は、上の血圧がとても高い状態で、脈圧も100ととても大きくなり、その結果、下の血圧が80㎜Hgに押し下げられている、ということです。脈圧が大きいほど命にかかわる血管の事故が起きやすいのです。

▼検査機器の進歩によりわかってきた血圧についての新しい知識として、上の血圧には善玉血圧（心臓が血液を送り出す圧波）と悪玉血圧（心臓が血液を送り出す圧波が全身の血管から跳ね返ってで

きる圧波）の二つがあることがわかってきました。つまり、上の血圧とは善玉血圧と悪玉血圧の二つを合計したものなのです。

▼血管が硬い状態であればあるほど跳ね返りが大きくなるので、悪玉血圧の身長が高くなり、心臓が血液を送り出す仕事を邪魔するようにまでなります。このような負担が続くと心臓は疲れてしまい、左心室の肥大や心不全を起こす危険性が増します。

▼上腕では、上の血圧の善玉血圧の身長が悪玉血圧の身長よりも高く、心臓を出た直後（大動脈の入り口）の血圧では悪玉血圧の身長が善玉血圧の身長より高い特徴があります。上腕の血圧測定では悪玉血圧はつかまえることができません。

▼心臓を出た直後の血圧を「中心血圧」と言います。中心血圧が高いのは、悪玉血圧の身長が高い（悪玉血圧は血管からの跳ね返りを反映するので全身の血管が硬い）ことを意味します。

▼全身の血管の硬い状態が改善されると、そして動脈硬化が改善されてくると悪玉血圧の身長は低くなってきます。

▼最近の降圧薬は、血管をやわらかくして血液の通りを良くする作用があります。血管の硬さが改善されると悪玉血圧の身長が低くなってきます。

▼このような降圧薬の効果を正確に知るには中心血圧を知ることです。上腕の血圧測定では善玉血圧

しかとらえられないので、悪玉血圧が下がっていることを正確にとらえることができません。

▼運動負荷試験（運動の強さを決める目安）の場合も上腕の血圧測定の値をもとに運動強度を判断するのは間違いのもとです。上腕の血圧測定（善玉血圧を反映）では、中心血圧の状態を正確に反映できないからです。上腕で測定した上の血圧が同じ値であっても、若い人とお年をめした人、動脈硬化が進んでいる人と進んでいない人とでは心臓に対する負担の度合いが異なるのです。心臓に対する影響を考えるのであれば、中心血圧を採用する必要があるでしょう。

第3章

血管からのメッセージ

沈黙の臓器、血管からのメッセージ

病気一つしたことがないという健康自慢の人でも、年齢を重ねるとともに血管は硬く、厚く、そして血液の通り道である内腔が狭くなる、という三つの変化、つまり血管の老化（動脈硬化）が多少なりとも進んでいきます。

人が血管とともに老いるのは生命をもつものの宿命と言えるものですが、食べ過ぎ、飲み過ぎ、運動不足などの悪い生活習慣を続けていると、実際の年齢よりも血管のほうが速足でどんどん老けてしまうことになります。血管が実際の年齢よりも老けている状態が続けば、心筋梗塞など命にかかわる血管の事故を起こす危険性が増します。

先に述べたように、沈黙の臓器として有名なのは肝臓ですが、血管もその状態をなかなか教えてくれない寡黙な臓器です。もう駄目ですということを教えてくれるのは、血管が詰まった時や血管が破れた時です。命を左右する切羽詰まった状態にならないと音《ね》を上げないので慌ててしまうのです。

そんな血管ですが、予《あらかじ》めそれなりのメッセージを届けてくれることがあります。たとえば、職場や地域などで行われる健診では血圧の測定や血液検査がありますが、健診の結果は血管からのメッセージにほかなりません。

たとえば、血液検査でわかる指標の一つに血糖値があります。血糖は血液の中に糖分（ブドウ糖）がどれくらいあるかを示すものです。

血液中に糖分の多い状態が続く場合は高血糖、あるいは糖尿病ということになります。

私達が食べたものから得た糖分を分解してエネルギーに変える働きをするのが膵臓《すいぞう》から分泌されるホルモンのインスリンですが、インスリンの分泌される量が足りなかったり、分泌されても効きが悪い状態だと糖分が利用されずに余ってしまい、血液中に増えてきます。

血液中に糖分が多い状態は血管にとってもゆゆしい問題で、全身の血管（特に細い血管）を傷めることになります。糖尿病の合併症の糖尿病性網膜症（から失明）、糖尿病性腎症（から腎不全）、神経障害（から足の壊疽《えそ》）などは、いずれも細い血管がおかされることで起きてくるものです。血管が痛めつけられることで血管の老化も進みます。命にかかわる血管事故を予防するために血糖値は重要なシグナルとなるのです。

血糖値は空腹状態で採血した場合（空腹時血糖）の110㎎／dℓ未満（血液1デシリットル中に糖分が110ミリグラム未満）、75gブドウ糖負荷試験（空腹状態でブドウ糖を75

g飲んで）2時間後の数値の正常範囲（基準値）は140㎎／dℓ未満とされています。

最近は検査時の1～2カ月前までさかのぼって、その間の平均的な血糖の状態を反映するグリコヘモグロビンA1C（エイワンシー）の検査数値がよく使われるようになっています。グリコヘモグロビンA1Cの正常範囲は4・3～5・8％（％抜きで数字だけで示されることも）で、6・5％以上だと糖尿病の疑いが強いとされます。

さて、血液の中に脂肪分がどれくらいあるかを教えてくれるのがコレステロールや中性脂肪の数値です。血液の中の脂肪分には、このほかにリン脂質、遊離脂肪酸があり、合わせて四つの種類がありますが、血管の老化を促進するのはコレステロールと中性脂肪です。

コレステロールの仲間には、その性質から動脈硬化を促進する悪玉コレステロールと血管の掃除役と言われる善玉コレステロールがあります。

悪玉コレステロールの正式な名前は低比重リポたんぱく（LDL）と言い、全身の細胞にコレステロールを運ぶ役目をもつことから、わかりやすく悪玉をつけて呼ばれています。ちなみに名前にあるリポたんぱくは、脂肪を包み込むまんじゅうの皮にあたるものです。水に溶けない性質をもつ脂肪が血液に乗って自在に運ばれるように、たんぱく質の皮に包まれる必要があるからです。

悪玉コレステロールが酸化することなどで悪玉度を増したものが酸化悪玉コレステロール（酸化LDL、変性LDLとも）です。酸化LDLは血液と接する血管の壁に入り込みやすくなるので、酸化LDLが多い状態では粥腫《じゅくしゅ》（プラーク）ができやすくなり、命にかかわる血管事故が起きやすくなります。

善玉コレステロールの正式な名前は高比重リポたんぱく（HDL）と言い、血管の壁をはじめ、体にたまった酸化LDLをとり出して肝臓で処理する役目をもつことから、わかりやすく善玉をつけて呼ばれます。

悪玉コレステロール（LDL）の値が140㎎／dℓ以上、中性脂肪（トリグリセリドとも）の値が150㎎／dℓ以上、そして善玉コレステロール（HDL）の値が40㎎／dℓ未満の場合は脂質異常症とされます。

悪玉コレステロールの値が高く、善玉コレステロールの値が低い状態は命にかかわる血管の事故を起こす危険性が高まることが指摘されています。

なお、血液の中に脂肪が多い状態を以前は高脂血症《こうしけつしょう》と言っていましたが、日本動脈硬化学会が2007年に発表した「動脈硬化性疾患ガイドライン」を契機に脂質《ししつ》異常症と呼ぶことになりました。またその際、脂質異常症の予防や診療の基準に総コレステロール値を使わないことになりました。

血管の老化度をつかまえる「血管年齢」

最近は人間ドックのコースに血管の老化の度合いを調べるエックス線CT検査やMRA（磁気共鳴血管）検査を設けているところもあります。

エックス線CT検査は、動脈を輪切りにするようにエックス線撮影を連続的に行い、それを立体的な画像として描き出す方法です。MRA検査は、エックス線の代わりに強い磁石と電磁波を用いて動脈を輪切りにするように撮影を連続的に行い、それを立体的な画像として描き出す方法です。

さらにもっとよく血管の状態を早期になんとか知る手立てはないものか、ということで世界中の学者が研究に励んできました。

その一つの成果が、私の考案による血管の老化度をつかまえるのに役立つ「血管年齢」（専門的には加速度脈波加齢指数といいます）です。

血管年齢をどのようなしくみで知ることができるのかについて、かいつまんで紹介しましょう。

先に述べたように、血液を送り出す心臓の拍動（ドッキンドッキン）は全身の血管に伝わりますが、手の指先に伝わった拍動を加速度脈波計という精密な検査機器で波形としてとらえることができます。その波形をコンピュータ処理すると日鼻立ちの整ったわかりやすい波形が得られます。これが血管年齢の元になる波形（加速度脈波）です。

私は東京医大健診予防医学センターの伊藤健次郎教授にお願いして、健診を受けた20～70代の男性と女性それぞれ50人ずつ、合計600人の方を対象に加速度脈波計を使って、年をとることで波形がどのように変化するのかを調べました。

すると、加速度脈波の波形は年をとる（血管の老化が進む）につれて波形の傾きに特徴が現れました。そしてすべての波形が一定の方向への変化を示していることを見つけたのです。加速度脈波の基本的な波形を紹介しましょう（116ページ図3―1）。これは動脈硬化がまだ起きていない30代の波形の例です。波形はa、b、c、d、eの五つの波で組み立てられています。

a波は脈波の立ち上がりと呼ばれている波です。心臓が収縮して送り出された血液が大動脈の入り口に入ってきた時にあたります。

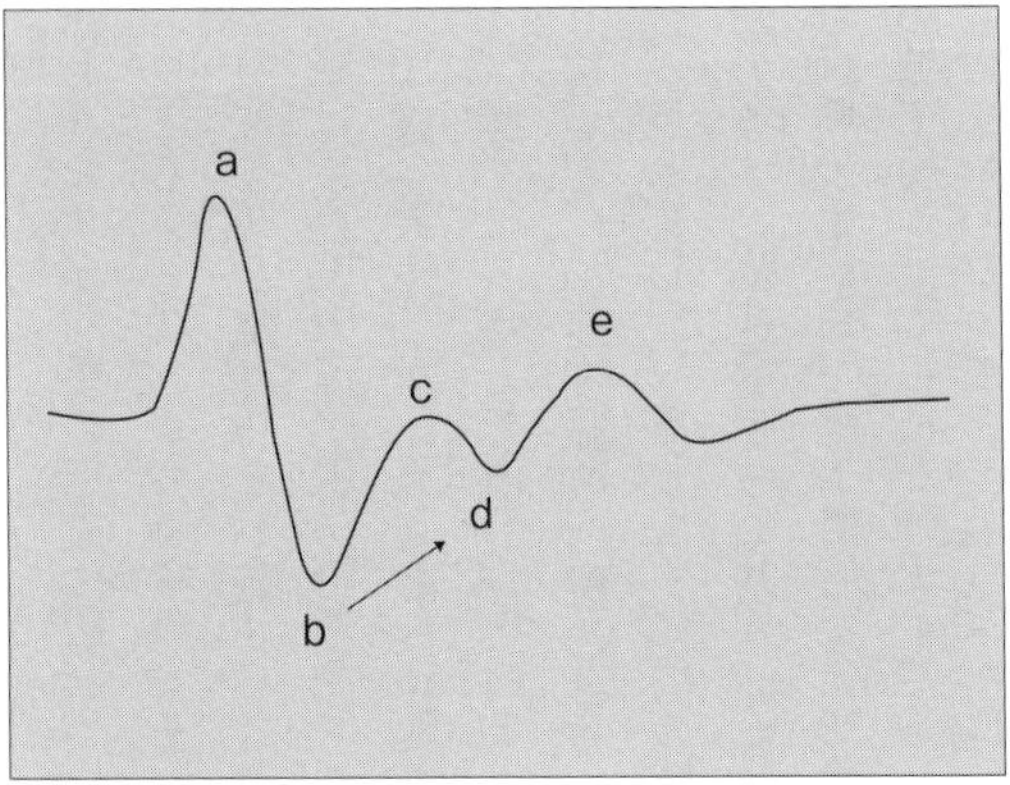

図３－１　加速度脈派の基本的な波形

ｂ波はａ波が血管に跳ね返ること（反射）で出る波です。先述したボールを硬いコンクリート面とやわらかい土にぶつけた時の跳ね返りの違いを思い出してほしいのですが、血管が動脈硬化を起こして硬い時は跳ね返る反発力が強くなります。その結果、跳ね返る時間が速ければ速いほどｂ波は浅くなります。血管が動脈硬化を起こしていずにやわらかい状態であればｂ波が深くなります。

ｄ波は全身の血管の状態を反映します。血管が動脈硬化を起こして硬い時はｄ波が深くなり、血管が動脈硬化を起こさずにやわらかい状態であればｄ波は浅くなります。つまり、ｄ波は浅ければ浅いほど血管にやわらかさがある（動脈硬化を起こしていない）ことに

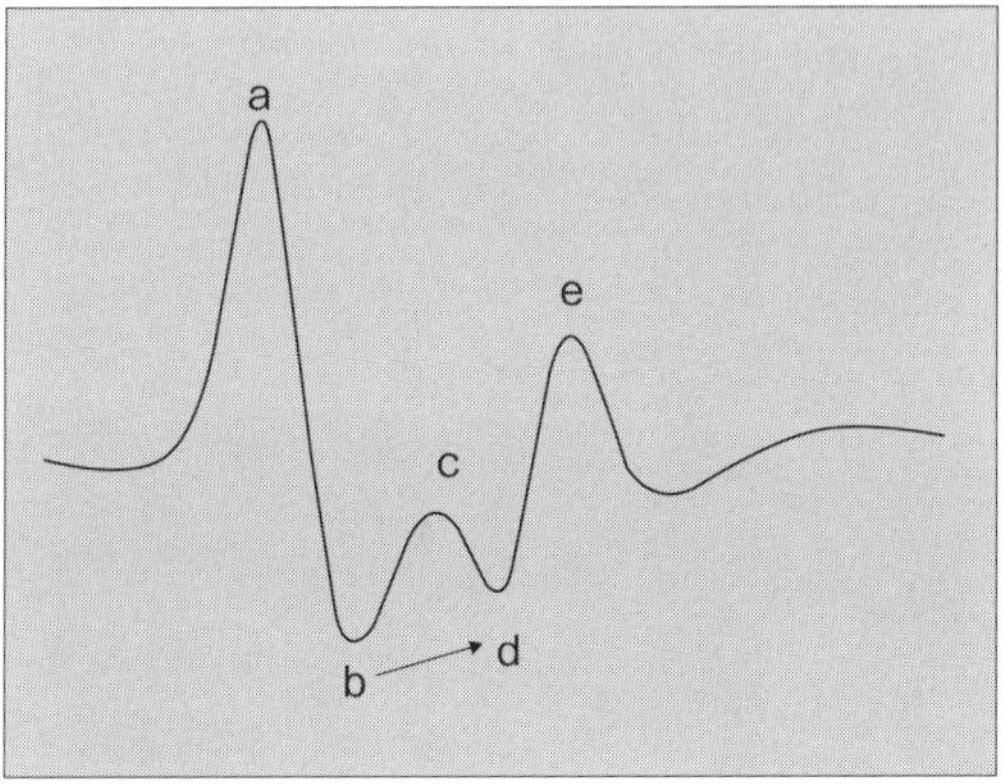

血管年齢=50代

図3－2　50代の人の加速度脈派の波形

なります。

ｃ波とｅ波については、ｂ波やｄ波ほどまだ解き明かされてはいませんし、単独に何かを表す目印になるほど鮮やかな波形でもありません。一般的にはｃ波が深くなると動脈硬化が進んでいることを表します。ｅ波は心臓が拡張した時にあたります。

血管が老化するにつれて尻下がり型に

６００人の方のデータを分析した結果、動脈硬化が進んでいない30代の基本的な波形を先に示しましたが、ａ波に対してｂ波が深く、ｃ波が浅く、ｄ波が浅く、ｅ波が高いという特徴を示しました。

加齢や動脈硬化が進むにつれて、深いはず

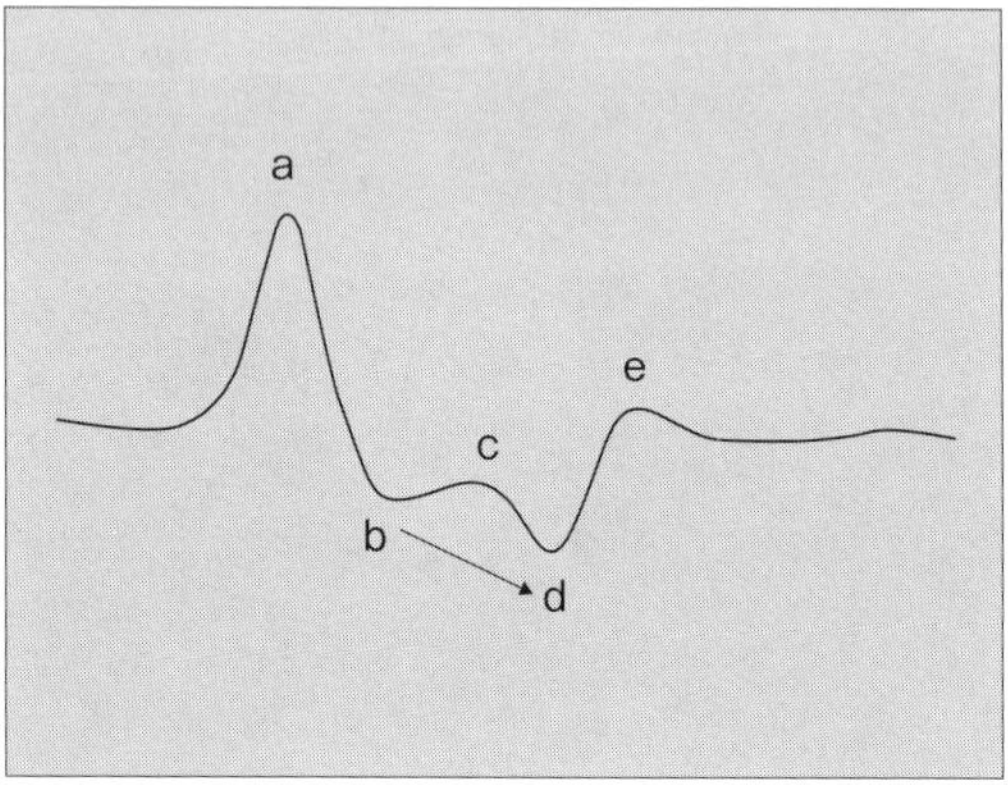

図3－3　80代の人の加速度脈派の波形

のb波が浅くなり、浅いはずのd波が深くなってきます。

50代の人の典型的な波形は30代と80代との中間にあたる形を示します（図3―2）。

80代の人の典型的な波形は、a波に対してb波が浅く、c波が深く、d波が深く、e波が低いという特徴を示します（図3―3）。

各年代の波形をくらべてみるために目安となるb波とd波に線をひいてみました。

30代では右上がりの線を描き、年とともにひいた線が下がってきて、80代では右下がりとなってしまいます。

つまり、若い人（動脈硬化がない人）の波形はヒップアップ（尻上がり）型で、動脈硬化が進んで血管が老化するにつれて尻下がり型となるのです。まさに血管が若い人のヒップアップの波形は若々しい体型を表すかのようです。

このような加齢により変化する波形をもとに計算式で値が出るように考案したものが加速度脈波加齢指数です。

加齢とともに上がるものを足し算し、下がるものを引き算して計算すると、全体の波形を数値で表すことができます。

ご参考までに計算式を紹介しますと、次のようになります。

(b÷a)マイナス(c÷a)マイナス(d÷a)マイナス(e÷a)

これが、私が世界に先駆け工夫して考え出した加速度脈波加齢指数です。

ここまでくればあとは簡単です。加速度脈波を測定してグラフで描くことも、数値で表すこともできます。加速度脈波加齢指数の数値がグラフのどこに位置するかによって血管の老化度、つまり何歳代の血管かがわかります。

私は1998年に加速度脈波加齢指数をアメリカ高血圧学会の学会誌『ハイパーテンション(高血圧)』(同年8月号)に発表したところ、アメリカを中心に海外で大きな反響を呼ぶことになりました。

それ以来、「血管年齢」の第一人者ということで各地の医師会の勉強会で講演の依頼が相次ぎ、その余波はマスコミ報道や健康雑誌への登場という形で波及していき、テレビの健康番組が大きく取り上げるようになりました。

1998年に発表した血管年齢は、現在では血圧の測定と同時に自動的に血管年齢が表示される機器も登場し、誰もが簡単に自分の血管年齢を知ることができるようになりました。

血管年齢の測定はとても簡単です。上着だけを脱いでベッドに横になり、両手首と両足首に心電図の電極をつけます。そして、寝た姿勢で左手の人差し指を測定器の中に入れると準備完了です。リラックスするために5分ほど安静を保ちますが、その間に検査の係が年齢、性別、身長、体重、血圧などのデータを入力します。

スタートボタンを押すと約5分で血管年齢の測定は完了。測定が終わると同時に機器から血管年齢（加速度脈波の測定結果）が印刷されて出てきます。

生活習慣を改善すると血管年齢は若返る

ところで、示された血管年齢はどのように判定（評価）すればいいのでしょうか。

ある４人の方の結果で、血管年齢が59歳と実際の年齢を６歳上回った男性は「ちょっと心配です」とおっしゃいました。

人一倍健康に気をつけているという女性も血管年齢が55歳と６歳上回った結果に「健康には自信があったけど、もっともっと気をつけなくちゃですね」と話します。

血管年齢が46歳と実際の年齢を19歳上回った女性は「これは何とかしなければ」と考え込んでしまいました。

血管年齢が31歳と実際の年齢よりも４歳若く出た男性は「今の良い状態を維持するようにします。緊張しますけど」と決意を語ります。

全般的にみると血管年齢が実際の年齢よりも若い結果が出た人は喜び、実際の年齢よりも老けている人は残念がるというのが共通の反応となります。

実際のところ、血管年齢がご自分の年齢よりも高く（老けて）出た時、10歳未満であれば、あまり心配しなくても良いと考えています。

また、血管年齢の測定は血圧を測る時と同じように、緊張したり、興奮した状態では一時的に高く出ることもあります。

しかし、実際の年齢よりも10歳以上老けている場合は、高血圧、糖尿病、脂質異常症などの生活習慣病の疑いがありますので、くわしい検査を受けてチェックをすることが欠かせません。

実際の年齢よりも20歳以上老けている場合は、動脈硬化も進んでいる疑いが強いので、早く検査を受けて治療が必要であれば開始することが必要です。

幸いなことに、血管年齢が実際の年齢よりも高く血圧も高い人が生活習慣の改善をすると、血管年齢が若返り、高い血圧値も改善されることが多いのです。

ここでは高血圧を改善されたことで血管年齢が若返った2人の方の例を紹介しましょう。

Aさん(40代後半、男性)は会社の営業担当として忙しい毎日を送っています。会社の健康診断で血圧が高いと言われ、そのことをとても心配して受診されました。

受診された時の話で、お父さんが54歳という若さで心筋梗塞を起こして亡くなられていることがわかりました。Aさんは、血圧が高いのは家系のせいだと思うので、このまま血圧が高い状態が続くと自分も心筋梗塞を起こさないか心配だと真剣な表情で話されます。

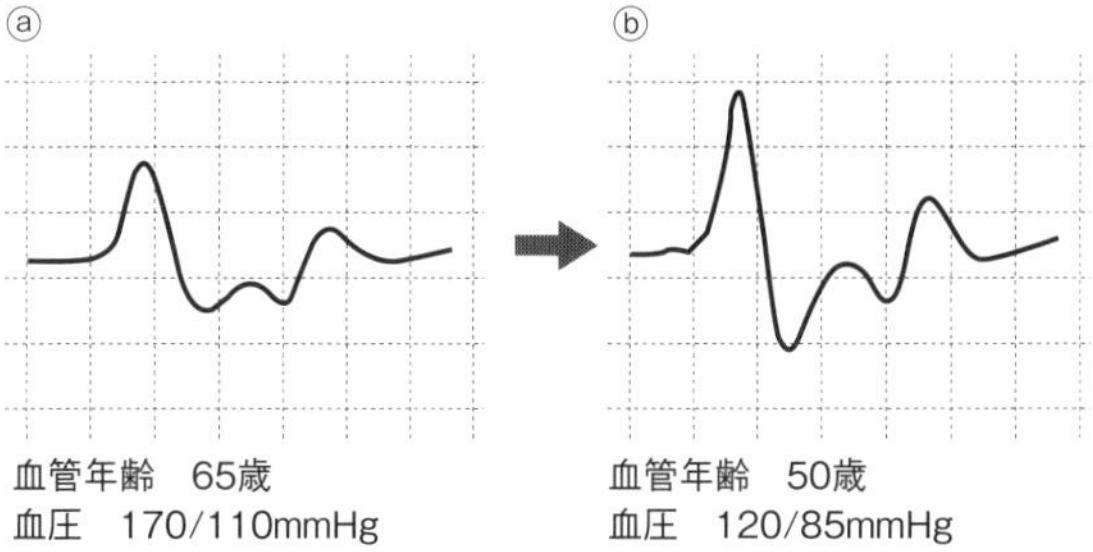

図３－４　Aさん（40代・男性）の加速度脈派の波形

血圧を測ると１７０／１１０㎜Hgと、とても高い値を示しました。Aさんの加速度脈波は典型的な尻下がり型を示し、血管年齢は65歳と実際の年齢よりも20歳も老けていました（図3―4ⓐ）。

幸いなことに、Aさんは血圧が高いことを除けばほかの検査項目は異常なしでした。そこで、生活習慣の改善を確実に実行していただくことにしました。

食事の内容を聞いてみると食事時間がとても不規則で、夕食が問題でした。

Aさんは仕事で残業をする時は出前をとるのですが、帰宅してからもう一度食事をするのが習慣になっていました。

そこでAさんは、私のアドバイスをもとに1日3食のリズムを作ること、腹八分目を心がけてカロリーをとり過ぎないこと、そして血圧を下げるのに欠かせない塩分の摂取を減らすために塩八分目を心がけることなどを実行することにしました。

また、食事の注意とともに1回20分、週に2回の早足歩きを必ず実行することもすすめました。Aさんは残業のない日はできるだけ早く帰宅し、早足歩きをしてから夕食をとるようにしました。

生活習慣の改善に取り組み、実行して4カ月後にAさんの血圧は120／85㎜Hgときわめて良く改善されました。その時に測った加速度脈波は尻上がり（ヒップアップ）型に改善され、血管年齢も50歳と実際の年齢近くまで若返っていました（図3―4ⓑ）。Aさんは、その後もこのような改善の日々を実行し続けています。

Bさん（50代、女性）は家庭の主婦ですが、住民健診を受けたところ血圧が高いことを指摘されて受診されました。

血圧の値は152／94㎜Hgで極端な高血圧ではありませんが、「高血圧であまり長生きできないのではないかと考え始めると悲観的になり、気分も落ち込みがちになる」ということでした。

その時に測定した加速度脈波の波形は典型的な尻下がり型で、血管年齢は実際の年齢

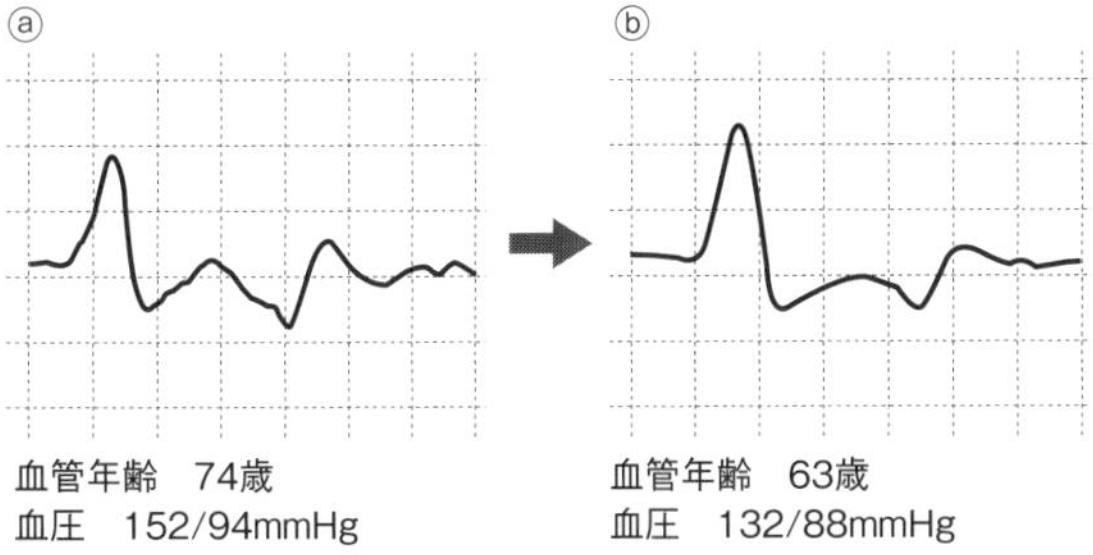

図3－5　Bさん（50代・女性）の加速度脈派の波形

よりも20歳も老けていました（図3―5ⓐ）。

Bさんは太っていないので、減塩（塩八分目）と1回20分の早歩きを週に2回実行することにしました。

2週間後、血圧を測ると152／102mmHgと相変わらず高い値で、血管年齢も老けた状態のままでした。また心臓の肥大がみられました。

血圧が高いという場合に欠かせない大切なチェックは、①目の網膜（眼底《がんてい》と呼ばれます）の状態に異常があるかどうか、②心臓の肥大があるかどうか、③たんぱく尿があるかどうかの三つです。

私は、この三つのうち一つでも異常がある場合は、生活習慣の改善で血圧を下げることができなければ、薬（降圧薬）を服用して至適血圧まで下げることをめざす必要があると考えています。

そこで、Bさんは降圧薬（カルシウム拮抗薬・167ページ参照）を服用することになりました。

降圧薬を服用して2週間後、Bさんの血圧の値は132／88㎜Hgと改善され、加速度脈波の波形も尻上がり型に近づいてきました。血管年齢も11歳若返り、実際の年齢に近づいてきたのです（図3―5ⓑ）。

高血圧を改善した方の改善前と改善後の波形を見ると、血管年齢が若返ることを確認することができます。

血管年齢が若返るにつれて、波形は尻下がり型から若々しいヒップアップ（尻上がり）型に改善されていくからです。良い生活習慣を実行すれば、血管年齢の若返りという具体的なプレゼントが用意されているのです。おおいに意欲と希望をもって取り組みたいものです。

第3章のポイント
▼沈黙の臓器として有名なのは肝臓ですが、血管もその状態をなかなか教えてくれない寡黙な臓器で

す。そんな血管が届けてくれるメッセージが血圧の値であり、健診で行われる血液検査の数値（血糖値、コレステロール値など）です。

▼血管の老化度をつかまえるのに役立つものが、私の考案した「血管年齢」（専門的には加速度脈派加齢指数と言います）です。血管年齢が実際の年齢よりも10歳以上老けている場合は、高血圧など生活習慣病の疑いがあります。

▼良い生活習慣を実行すれば、血管年齢の若返りという具体的なプレゼントが待っています。

第4章

塩と高血圧

塩をとり過ぎると、なぜ血圧が上がるのか

塩（塩化ナトリウム）は、私達が生きていく上で欠かすことのできない大切なものの一つですが、とり過ぎると血圧を上げて血管を硬く変化させます。この章では、塩と高血圧について最新の知識を紹介しましょう。

塩をとり過ぎると血圧が上がるしくみについては、三つの変化が起こるからだと考えられています。

三つの変化とは、①血管が硬くなる、②血圧を上げるホルモンが活性化する、③血管内の水分が多くなる、というものです。

血管が硬くなる――塩をとり過ぎると、血管の壁にナトリウムがよく入り込むようになり、血管の組織が革のように硬く変化してきます。血管の素材そのものが硬くなるので、血管はやわらかに伸び縮みすることができなくなり、血液がスムーズに流れなくなります（抵抗が大きくなるとも言います）。そのため、心臓は血液を送り出す血圧を高くしなければならなくなります。

血圧を上げるホルモンが活性化する——塩をとり過ぎると、腎臓は血圧を上げることで塩を押し出す（漉《こ》す）しくみを活発にします。そのために、血圧を上げるホルモンの分泌も多くなります。

腎臓から分泌される血圧を上げるホルモンにはレニン、アンジオテンシン、アルドステロンなどがあります。これらの三つのホルモンの英語の頭文字をとってＲＡＳ（ラス系）と呼ばれている一連のホルモンの分泌が増えることで血圧が上がるのです。

血管内の水分が多くなる——私達の体の血液や体液は、塩分が溶け込んだ食塩水です。体の中の液体が食塩水であることは、生命のルーツが海から生まれたことと深い関係があり、私達は体の中に海を抱えて生きているのです。

体の食塩水は常に一定の塩分濃度（０・９％）に保たれていますが、濃度が薄くなったり濃くなったりすると健康に障害が出るようになります。そこで、食塩をとり過ぎた時は、濃度を一定に保つために薄める必要性が出てきます。塩をとると水がほしくなるのはそのためです。

また、私達の体の働きはナトリウムとカリウムの濃度がつり合うことで営まれています。塩（塩化ナトリウム）をとり過ぎるとナトリウムとカリウムのバランスが崩れてしまいます。そこで濃度を薄めることでナトリウムとカリウムのバランスを保つことになります。

というわけで、水をたくさん飲むと体液の量が増してきますが、限られた大きさの体という容《い》れものに水が増えることになるので中の圧が高まり（抵抗が高まるという言い方もします）、心臓は血液を送り出す血圧を高くしなければならなくなります。

塩をとり過ぎると、なぜ水分のとり過ぎにつながるのか

私は患者さんから「塩のとり過ぎが、なぜ水分のとり過ぎにつながるのですか」と質問されることがありますが、時間がある時は次のような話を紹介することにしています。

それは、たまたま見ていたテレビ番組で放映された南米・アンデス地方のコンドルを生け捕りにする方法です。

番組がスタートすると、画面に塩がまぶしてある肉のかたまりと水がめが並べて置いてある光景が映し出されます。エサを探しながら上空を飛ぶコンドルは、肉を見つけると降りてきて、その肉をガツガツと食べ始めます。

塩がまぶされた肉をたくさん食べたコンドルは、塩辛さに耐えられなくなるのでしょう。そばに水がめがあるのを見つけると今度は夢中で水を飲み出します。そして、水をたくさん飲んで塩辛さが癒《いや》されると、再び塩がまぶされた肉を食べ始めます。

こうして肉とともに塩をいっぱいとり、塩辛さを癒すために水を飲むという行為を何度も繰り返すうちに、肉と水で満たされたコンドルのお腹がパンパンに膨らんできます。

その時です。岩陰に隠れていた二人のカウボーイが馬に乗って「ヒャッホー」という掛け声とともに現れます。コンドルはあわてて逃げだそうとしますが、お腹が水がめ状態なので飛び上がることができません。二人のカウボーイは左右からコンドルの羽を手づかみし、まんまと生け捕りに成功してしまいます。

この映像を見た私は感心しながら「フーム」と唸《うな》ってしまいました。塩をとると水がほしくなるという生き物の摂理をなんと見事に描いた映像だろうか。

アンデスの人達は生活の知恵として、塩をとり過ぎると捕らえられたコンドルのように水ぶくれの体になってしまうことを知っていたのに違いありません。だからこそ、絶妙な生け捕りの方法を考えついたのでしょう。

ちなみにこの方法で生け捕りにしたコンドルは、銃で撃たれて捕まえられたコンドルに比べて人に対する悪い感情をもたないせいか、人によくなつくので高い値で売れるということです。

さて、塩をとり過ぎると体のしくみとして三つの変化が起こり、いずれも血圧を上げることにつながることを紹介しましたが、このような変化は、とりわけ上の血圧の悪玉血圧を大きくすることになり、心臓の負担が増します。

血管と心臓にやさしい生活のためには、塩をとり過ぎないことが欠かせないことがよくわかります。

現在の日本人は平均で1日に約11gの食塩を摂取しています。厚生労働省の提唱している目標摂取量は1日10g未満です。血圧が高い人や降圧薬を飲んでいる人の場合は1日6g未満が目標値となりますから、まだまだ減塩する必要があるのです。

とはいえ、塩分をとる量を一気に減らすと体の変調を招きます。そこで、私のおすすめは第6章で紹介する腹八分目の実行です。腹八分目で食べる量を8掛け（2割引き）にする「総量規制」をすれば、塩分をとる量も8掛け（2割引き）が達成しやすくなるでしょう。そのような状態に慣れた段階で、さらに目標とするところまで減らしていけば良いのです。

食べる総量規制が減塩の近道になることを前提に、食生活の場面ごとに塩を減らすように心がけることも大切です。

多くの食べ物にはナトリウムが最初から含まれています。これらのナトリウムの量を食塩に換算すると1日に1～2g、場合によっては3gとなります。つまり、1日の食事では否応なしにこれだけの量をとることになるのです。

食品の包装にナトリウムの量だけが表示されていることもありますので、ナトリウムから食塩への換算式を紹介しますと、

ナトリウム量（㎎）×2・54÷1000が食塩量（g）となります。

ちなみに食塩からナトリウムへの換算式は、食塩量（g）÷2・54×1000がナトリウム量（㎎）となります。

減塩の四つの秘訣を実行する

減塩の秘訣は、次の四つのことを実行することです。

① 食塩が多い食べ物を控える
② 調味料を控える
③ 塩を使わなくてもおいしい料理を作る
④ カリウムを多く含んだ食べ物をとる

その具体的な方法も紹介しましょう。

① 食塩が多い食べ物を控える

塩が多く含まれている漬物や塩漬け食品などを控えるだけで塩をとる量をかなり減らすことができます。ちなみに、梅干し1個は約2g、たくわん一切れは0・2gの食塩摂取となります。

また、加工食品や外食のメニューには塩が多く使われていますので、控えめを心がけたいものです。

たとえば、外食でそば屋さんを利用した場合を考えてみましょう。そばやうどんのつゆ1杯分には塩が4～5g含まれています。最近は減塩に気をつける人が増えてきたので、つゆをすべて飲んでしまう人は見かけなくなりましたが、麺類を食べる時は、つゆは味わう程度にしてできるだけ残すようにしたいものです。

では寿司屋さんではどうでしょう。寿司は脂肪が少ない食べ物なのでカロリーの摂取量を抑えることができますが、塩分のとり過ぎになりやすい食べものです。酢飯には味をよくするために塩が多く使われていますし、醤油をつけて食べることとセットになっているので、醤油の塩分も加わります。

寿司に醤油は欠かせないにしても、つける量をできるだけ少なくすることはできます。ネタにチョイとつけて食べるのは、魚介の味を生かす粋な食べ方でもあります。

ちなみに寿司のメニューの中でも塩が多く含まれているのは五目ちらしや稲荷寿司です。酢飯に塩が多く含まれていることを紹介しましたが、稲荷寿司は甘辛く煮た油揚げにも塩分が多く含まれているのです。

寿司のメニューの中で塩が比較的少ないのはカッパ巻きです。ちなみに、目安としての話ですが、稲荷寿司はカッパ巻きの約3倍の塩の量となります。

家庭の食事に定番の味噌汁ですが、朝昼夕の食事に味噌汁を飲んでいるのであれば、昼食あるいは夕食の味噌汁はやめにすると、味噌汁からの塩分摂取をまずは3分の1減らすことができます。

食べることは生きる上での楽しみの一つです。減塩を気にしてばかりいては十分に楽しむことができないかもしれません。しかし、少しの気配りが合算されると大きな減塩効果につながります。

食事の場面ごとに減塩を心がける習慣を作りたいものです。

② 調味料を控える

料理に使う食塩、醤油、味噌などの量を少なくすることも減塩に効果的です。ちなみに小さじ1杯の食塩は5gにあたります。また食塩1gにあたるものは、醤油小さじ1杯、味噌は大さじ1杯が食塩2gというのが目安となります。

料理の下味に食塩を使わないようにするだけでも塩分の量は違います。調理の一例ですが、てんぷらの場合も下味に塩を使わず衣だけをつけて揚げると良いでしょう。

食べ物は熱いうちに食べると、塩味でなくてもおいしく食べることができるのも知っておきたいことです。

③　塩を使わなくてもおいしい料理を作る

酢や香辛料、ハーブなど香りの良い食材を利用することで食塩、醬油、味噌などを使わずにおいしい料理ができます。

工夫の一つとして調味料の酢の効用について考えてみましょう。

調味料の中でもっとも古くから使われているのは塩と言われますが、人工的に人間が自分の手で作り出した調味料では酢が歴史的にもっとも古い調味料と言われています。

酢の効用についての話で有名なのは、医聖といわれたギリシャのヒポクラテスが傷口を消毒するのに酢を利用したというものです。

またコロンブスは長い航海中の新鮮な食べ物として、酢で漬けたキャベツを活用したという話が残っています。たしかにキャベツ（生でもゆでたものでも）を酢で食べるとおいしいものです。

実際に、酢が血圧の上昇を抑えることに役立った、というネズミの実験も紹介しましょう。

ネズミを三つのグループに分け、比較したものですが、そのグループは、①水だけを与えた、②食塩（塩化ナトリウム）と塩分を溜め込む物質を与えた、③食塩と塩分を溜め込む物質に加えて酢（リンゴ酢）をいっしょに与えた、の三つです。

一定の期間、それぞれの食餌をさせた後、尿の中に含まれるナトリウムの量を調べたところ、三つのグループの中で尿の中のナトリウムの量が大幅に増えたのは、③の酢を加えたグループでした。酢に含まれる成分がナトリウムの代謝（利用と排出）の働きを活発にして尿とともにたくさんナトリウムを排出したのです。

ちなみに、血圧が大幅に上昇したのは、②の食塩と塩分を溜め込む物質を与えたグループでした。

実験ではリンゴ酢が使われましたが、米酢や玄米酢などの穀物酢、リンゴ酢やブドウ酢などの果実酢など酢の種類にかかわらず、同じ効果がもたらされる、ということです。

ところで、味加減の尺度として塩梅《あんばい》という言葉があります。「今日は良い塩梅ですね」などと食事以外の場面でも使われていますが、梅とは梅酢のことです。その酸味で塩味がやわらげられて、ちょうど二つの味が調和すると「おいしい味」（良い塩梅）になるというわけです。

このような言葉を証明するように、同じ塩分の量でも酢を加えることで塩辛く感じる、という実験結果も報告されています。良い塩梅に酢は塩味を目立たせる力があるのです。

たとえば、醤油を使う時に酢をプラスすれば、その分、醤油の量を減らすことができますし、味も引き立ちます。

酢はキャベツと相性が良いことを紹介しましたが、野菜に酢をかけて食べれば、塩や醤油を使う必要がなくなります。

④　カリウムを多く含んだ食べ物をとる

体の中の余分なナトリウムはカリウムを一緒にとることで体外への排出が促されます。

厚生労働省の「健康日本21」の「生活習慣病を予防するポイント」では、1日に必要なカリウムの量を3500mg（3・5g）としていますが、現状は2500mgというところ。カリウムの多い食べ物を積極的にとるようにしたいものです。

カリウムは果物類に多く含まれていますが、なかでもその量が多いのはアボガド、バナナ、リンゴ、干し柿、レーズン、オレンジなどです。ちなみにアボガド1個には126mg、バナナ1本（果肉100g）に350mg、リンゴ1個（100g）には110mgのカリウムが含まれています。

果物はカロリーが多いので、たくさん食べるわけにはいきませんが、カリウムの多い果物を活用することは良い方法でしょう。

なお、イモ類（じゃがいも、さつまいも）、野菜類ではほうれんそう、大豆、ミニトマト、切干大根などにカリウムが多く、魚のかれい、海藻のひじきなどにも豊富です。カリウムは水に溶けやすく、調理で失われやすいので、煮物や煮魚などで煮汁ごと食べるメニューがおすすめ料理となります。その場合も、塩をとり過ぎないように味つけを薄くして食べるのがおすすめです。

塩が必要な場面で、とらないでいることは健康を害する

ところで、塩はとり過ぎるとたしかに健康を害しますが、まったくとらないでいることも健康を害します。高血圧対策ではマイナスのイメージだけで語られることが多い塩ですが、100％悪いものだと敵視するだけでは塩に申し訳ないと思うこともあります。

もちろん、減塩に気をつけることは大切なことですが、そのあまり、塩が必要な時に塩をとらないということになっては困りものです。

たとえば、夏など汗をたくさんかく季節にゴルフや野球などのスポーツを楽しむ時は、水分を十分にとるとともに塩分の補給にも気をつける必要があります。

食塩（のナトリウム）は先述のように血管の緊張を増す働きがあります。そのために血圧を上げることになるのですが、ナトリウムが足りないと血管はダラーンとした虚脱状態となります。

汗をかいて体から水分が失われた脱水状態に加えて血管の虚脱状態が起きている場合は、水分を補給するだけでは脱水状態が改善されません。

そこで、汗をよくかく状況で脱水症（や脱水状態）を起こした時は、水分の補給とともに塩（ナトリウム）の補給が欠かせないのです。脱水症を起こした人に水分だけを補給していると、血管の虚脱状態は改善されずに脱水症の状態はますます悪化していきます。

脱水症の応急処置としては、水分の補給とともに塩をなめることでよいのですが、ナトリウムが入った健康飲料を利用するのも一つの方法でしょう。

「羹《あつもの》（肉や野菜を入れた熱い吸い物）にこりて膾《なます》（酢にひたした食べ物）を吹く（一度失敗したのにこりて用心しすぎる）」ということわざがありますが、塩が必要になる場面では塩をきちんととるのが大切なことです。

そこで私は「のどが渇いたら水を飲め、汗をかいたら塩もとれ」というわかりやすいキャッチフレーズをおすすめしています。

第4章のポイント

▼塩をとり過ぎると、①血管が硬くなる、②血圧を上げるホルモンが活性化する、③血管内の水分が多くなり、濃度を一定に保つために水分を多くとる、という三つの変化が起きてきます。いずれも血圧を上げることになります。

▼厚生労働省は食塩の目標摂取量を1日10g未満としていますが、血圧が高い人や降圧薬を飲んでいる人は1日6g未満が目標となります。日本人は1日に平均約11gの摂取量ですから、まだまだ減塩する必要があります。

▼減塩の秘訣は、①食塩が多い食べ物は控える、②調味料を控える、③塩を使わなくてもおいしい料

理を作る、④カリウムを多く含んだ食べ物をとる、という四つのことを実行することです。

▼高血圧対策に減塩は欠かせませんが、塩が必要な時には塩（ナトリウム）をとることも大切です。脱水状態に加えて血管の虚脱状態が起きている場合は、水分を補給するだけでは改善されません。水分の補給とともに塩（ナトリウム）の補給が欠かせません。

第5章

高血圧のより良いコントロール

上の血圧は、低ければ低いほど良い

血管が硬く変化し、その状態が進行すると、心筋梗塞などの命にかかわる血管の事故を起こす危険性が高まります。

血管の素材そのものを硬く変化させ、その状態を進行させるのは高血圧をはじめ、糖尿病、脂質異常症などの生活習慣病です。

生活習慣病はサイレント・キラー（静かな殺し屋）と呼ばれます。静かな殺し屋とは言いえて妙で、ふだんは何の症状がなくても、生活習慣を改善しないで気ままな生活を送っていると、ある日突然、命にかかわる血管の事故を起こします。

血圧の値についてどのくらいを正常とするかの判定基準は時代とともに変化してきました。現在、日本で血圧の判定基準として用いられているのは日本高血圧学会が作成した『高血圧治療ガイドライン』（ＪＳＨ２００９）です。このガイドラインは２０００年に初めて作成されたものですが、１回目の改訂が２００４年に行われ、２００９年には２回目の改訂が行われました。

ガイドラインの改訂による基本の「き」の流れは、目標とする血圧値（至適な血圧の値）がどんどん低くなってきていることです。厳重になったというと硬い言い方になりますが、血圧（特に上の血圧）は、低ければ低いほど良いというのが共通の考え方になってきたのです。

血圧についての理解を深めるために、ガイドラインのポイントを紹介することにしましょう。

まずは血圧値による重症度の判断基準ですが、これまで軽症、中等症、重症の三つに分類されていたものが、正常高値血圧、Ⅰ度高血圧、Ⅱ度高血圧、Ⅲ度高血圧という分類になりました。

この分類をもとに命にかかわる血管事故を起こす危険性が低いか（低リスク）、高いか（高リスク）をまとめたものが表5―1です。この場合の血圧値は診察室で測ったものがあてはまります。

正常高値血圧も、糖尿病、慢性腎臓病、臓器の障害、心臓血管病などをもつ場合は高リスクということになります。

また、降圧目標とする血圧値を紹介したのが表5―2です。言い換えれば、ここに示された血圧値をいつも下回ることが目標となります。

血圧分類 ＼ リスク層（血圧以外のリスク要因）	正常高値血圧 130−139／85−89 mmHg	Ⅰ度高血圧 140−159／90−99 mmHg	Ⅱ度高血圧 160−179／100−109 mmHg	Ⅲ度高血圧 ≧180／≧110 mmHg
リスク第一層（危険因子がない）	付加リスク無し	低リスク	中等リスク	高リスク
リスク第二層（糖尿病以外の1-2個の危険因子、メタボリックシンドロームがある）	中等リスク	中等リスク	高リスク	高リスク
リスク第三層（糖尿病、慢性腎臓病、臓器障害／心血管病、3個以上の危険因子のいずれかがある）	高リスク	高リスク	高リスク	高リスク

※リスク第二層のメタボリックシンドロームは、以下のように定義します。
正常高値以上の血圧レベルと腹部肥満（男性85cm以上、女性90cm以上）に加え、血糖値異常（空腹時血糖110−125mg/dl、かつ/または糖尿病に至らない耐糖能異常）、あるいは脂質代謝異常のどちらかがあるもの。

表5－1　診察室での血圧に基づいた命にかかわる血管事故のリスク

	診察室血圧	家庭血圧
若年者・中年者	130/85mmHg未満	125/80mmHg未満
高齢者	140/90mmHg未満	135/85mmHg未満
糖尿病、慢性腎臓病、心筋梗塞後の患者さん	130/80mmHg未満	125/75mmHg未満
脳血管障害の患者さん	140/90mmHg未満	135/85mmHg未満

※診察室血圧と家庭血圧の目標値の差は、診察室血圧140/90mmHg、家庭血圧135/85mmHgが、高血圧の診断基準であることから、この二者の差を単純にあてはめたものです。75歳以上で収縮期血圧160mmHg以上の場合は、150/90mmHg未満を中間目標として慎重に降圧します。

表5－2　降圧目標とする血圧の値

私は、心臓への負担を考えると、上の血圧は低ければ低いほど良いと考えていますが、ガイドラインの判定基準は一応の目安となるでしょう。

また、診察室で測った上の血圧が高い人は、１６０㎜Hg以上にしないということが大前提になると考えています。

その値よりも高い人は、まずは１６０㎜Hgまで下げていただき、できるかぎり１４０㎜Hgを目標とし、それが達成できたら至適とされる１２０㎜Hg未満になることをめざし、それを維持するようにしてほしいと考えています。

下の血圧については、80㎜Hgという数値がめざす値となりますが、第2章で述べたように、下の血圧の値は単独で判定できない性質のもので、その数値はあくまでも上の血圧次第というところがあります。

下の血圧値の上下に、そのつど喜んだり心配したりする必要はなく、上の血圧値を目安に血圧を至適な値に維持するということが大切です。

健診などで血圧が高いことを指摘された人、自分で測った家庭血圧がいつも高い人は、受診して医師のアドバイスを受けることが欠かせません。

血圧値に加えて三つのチェックがとても大切

血圧が高い時、血圧値以外の検査項目をチェックする必要がありますが、私は、①目の網膜（眼底《がんてい》）の状態、②心臓肥大があるかどうか、③たんぱく尿があるかどうか、という三つのチェックがとても重要だと考えています。

高血圧の状態を改善しないでいると、さまざまな病気（合併症）を引き起こしますが、なかでも目の網膜、心臓、腎臓などに合併症が起こることが多いのです。

目の網膜の細い血管は、高血圧や糖尿病があると変化が起きやすくなります。もともと細い血管がさらに細く変化したり、血管がむくんだようにふくらみを作ったり、血管が痙攣《けいれん》を起こしたりします。このような変化はいずれも血管をもろい状態に変化させ、その結果、血管からの出血（眼底出血）も起きやすくなります。

網膜の状態を調べる検査としては眼底検査があります。体の細い血管の状態を肉眼で直接見ることができる検査は眼底検査のほかにはまだありません。検査の結果、網膜の細い血管に先に述べたような変化がみられるようであれば、全身の細い血管でも同じような異常が起きているものと考えられます。

その意味で網膜の血管の状態は、全身の細い血管についての大切な情報源の役目を果たします。

網膜の細い血管の状態が悪いと、先述の変化のほかに、綿花様白斑《めんかようはくはん》（綿のかたまりのように見える白い斑点）ができていることもあります。さらに状態が悪くなると、視神《ししん》経乳頭《けいにゅうとう》（網膜の視神経と血管が集合して脳へと続く大切な場所）が腫れる乳頭浮腫《にゅうとうふしゅ》が起きてきます。網膜に乳頭浮腫がみられる状態になると、視力の低下も招きます。

高血圧の状態が続くと、心臓では心臓の筋肉（心筋）が厚くなる変化が起きてきます。第2章で述べたように中心血圧（心臓から大動脈に血液が送り出された直後の場所で測定した血圧）が高い状態は、心臓の負担が大きなものとなります。心臓の負担が続いていると、心筋の細胞が変化し、そのために心筋が厚くなって心臓が大きくなってきます。

このような状態が心臓肥大（心筋肥大）と呼ばれるものですが、心臓肥大が起きると心臓の収縮する力が弱くなり、心不全を起こすことにつながります。また、不整脈（脈が速くなる、遅くなる異常）も起きやすくなります。

心臓の状態を調べる検査の一つに心電図検査がありますが、心電図で異常が現れない時期でも、このような心筋の変化が進行していることがあるので、あなどれません。

高血圧が続くと腎臓の細い血管もおかされてくる

高血圧の状態が続くと、腎臓の細い血管もおかされてきます。腎臓の細い血管が傷んで破れたり詰まったりすると、その血管が担当している腎臓の組織に酸素や栄養が届かなくなるので、腎臓の働きが衰えてきます。

腎臓で尿が作られる場所は糸球体《しきゅうたい》（水分のろ過を担当する毛細血管のかたまり。左右の腎臓で２００万個もあります）と尿細管《にょうさいかん》（ろ過された水分の99％と体に必要なものを再吸収し、体に不要な老廃物を尿に排泄する）です。

体に必要なものを再吸収し、不要なものを排泄する大切な働きをしている糸球体や尿細管が傷むと、再吸収と排泄の仕事がうまくできなくなります。また、それらの膜が傷んでほころびると、洩れてはいけないたんぱくが洩れるようにもなります。これが尿たんぱく（尿の中にたんぱくが出ている）と呼ばれる状態です。

『高血圧治療ガイドライン』では慢性腎臓病（ＣＫＤ）がある場合は命にかかわる血管事故を起こす危険性が高まる、と注意を促しています。慢性腎臓病は、①尿にたんぱくが出ている、もしくは②腎臓の働きが60％以下に落ちている、のどちらかに該当する状態です。慢性腎臓病がなぜ怖いかというと、改善しないままでいると血液透析をしなければならなくなるからです。

腎臓は体の塩分濃度を調節する働きもしています。腎臓の働きが悪くなると余分な塩分が体に溜まるようになり、そのために高血圧を招き、その高血圧により腎臓が障害されるという悪循環を招きます。

ところで、高血圧の状態が続くと脳の血管事故である脳卒中を起こす危険性も高まります。脳卒中は脳梗塞、脳出血、くも膜下出血などを総称する名前ですが、いずれも命にかかわる脳の血管の病気です。

脳梗塞を起こすと脳の血管が詰まり、血液が届かなくなった場所の脳の組織が死んでしまいます。血管の詰まり方には心筋梗塞の成り立ちと同様に、血管にできたプラーク（粥腫《じゅくしゅ》）が破れて血栓ができることで詰まることが多いのですが、脳の深い場所の細い血管に変化が起きて詰まることもあります（ラクナ梗塞と呼ばれます）。

脳出血は脳の細い血管がもろくなって破れ、出血するものです。出血により血のかたまり（血腫）ができ、脳の組織がおかされます。

くも膜下出血は、脳を覆う三つの層状の膜（硬膜、くも膜、軟膜）の中で、くも膜と軟膜の間に出血するものです。くも膜を走る動脈にできたこぶ（動脈瘤《どうみゃくりゅう》）が破れることで出血し、激しい頭痛（ハンマーで打たれたようなと表現されます）に見舞われますが、脳卒中の中でも一番死亡率が高いと指摘されています。

このような命にかかわる脳の血管事故は、血圧が高いほど起こる危険性が高まります。脳出血を起こす最大の原因は、高血圧であることも知っておきたいことです。

血糖値が高い状態（糖尿病）、悪玉コレステロールや中性脂肪が多い状態（脂質異常症）も脳の血管事故が起きる危険性を増します。

先に述べたように、現在、日本で高血圧の人は約4000万人と言われていますが、医療統計などから、きちんと継続的に受診をして高血圧の管理をしている人は約800万人にすぎません。

つまり、残りの人達が適切な高血圧の管理をしていないということになるわけで、私は見過ごせない問題だと考えています。

生活習慣病という言葉の意味を深く考えてみましょう

高血圧をはじめサイレント・キラーと呼ばれる生活習慣病の怖いところは、自覚症状がないことです。高血圧の場合も血圧が高いだけで、めまいやフラフラするなどの自覚症状がないことが多いのです。

ところで私が、生活習慣病ってどんな病気でしょう？　という質問を患者さんにすると、「悪い生活習慣が引き金となって起きる病気です」という答えがかえってきます。悪い生活習慣ってどんなものですか？　という質問をすると、「食べ過ぎ、飲み過ぎ、塩のとり過ぎ、運動不足、ストレスの過剰です」という答えがかえってきます。皆さんは理解をされているのです。

でも、悪い生活習慣の改善を実行すること、そしてそれを実行し続けるとなると、なかなかむずかしいですね、という話になります。

私は、生活習慣の改善を実行する際に、生活習慣病について深く考えることがその推進役を果たすのではないかと考えています。

そこで、まずは生活習慣病という名前がどのようにして誕生したのかについて考えてみましょう。

生活習慣病は、以前は成人病と呼ばれていました。しかし、成人病という名前では、大人になれば誰でもなる病気という受け止め方をされるきらいがあります。

また、成人病と呼ばれていた時代には、早く見つけて早く治そう（早期発見・早期治療）が強調されました。

たしかに病気の早期発見・早期治療は大切なことです。しかし、異常を指摘される前の段階で、病気になることを防ぐことこそが大切なことではないでしょうか。専門的には早期発見・早期治療のことを二次予防、病気になるのを防ぐことを一次予防と言いますが、現在は、病気になっていない未病《みびょう》の段階での一次予防が大切だという考え方が主流となっています。

一次予防のカギを握るのは、食事、運動をはじめ生活習慣の改善にあることがクローズアップされたことで、それまでの成人病を生活習慣病という名前に改めることになったのです。

生活習慣の改善は一次予防に役立つだけでなく、病気になった場合でも良い状態にコントロールすることができます。高血圧と診断されて定期的な受診と降圧薬の服用が欠かせない人も、同時に食事や運動など生活習慣の改善を実行すれば降圧薬の効きが良くなり、血圧が確実に至適な値に安定してきます。降圧薬の服用で至適な血圧値を維持することができれば、一病（高血圧）息災も可能になります。

毎日のかけがえのない生活習慣を奪ってしまう病気

生活習慣病という名前が誕生したいきさつと、名前に託されたメッセージを紹介しましたが、私はさらに、生活習慣病という病名のもつ真実をよく理解することが大切なことだと考えています。

高血圧をはじめ生活習慣病を軽く考えて生活習慣の改善を怠っていると、命にかかわる血管の事故が起きる危険性が高くなるからです。

命にかかわる血管の事故が起きると、貴重なそれまでの生活習慣が絶たれてしまいます。そして、本人だけでなくご家族や親しい人の生活習慣も大きな変更を余儀なくされることがあります。

心筋梗塞や脳卒中など命にかかわる血管の事故を起こした時、幸いにして命が助かった場合でも、血管の事故を起こすまでは元気に過ごしていた日々の暮らし（生活習慣）が失われてしまいます。

まさに生活習慣病は毎日のかけがえのない生活習慣を奪い去ってしまう病気であるのです。

毎日、朝目覚めてから夜満ち足りた思いで床につくまで、健康で無事に過ごすことができるのは、どんなに幸せなことなのかに思いをめぐらせたいと思います。仕事や家事などで自分の役目を果たすことができること、家族や友人、知人とのなごやかなひときを存分に楽しむことができる日々を失うことは、どんなに不幸せなことでしょう。かけがえのない大切な毎日の生活習慣を簡単に失うわけにはいきません。生活習慣病の予防（なった人はそのコントロール）の大切さを噛みしめたいものです。

遺伝や体質の影響で薬が必要になる人もいる

生活習慣病については別の視点も欠かしてはいけないと考えています。それは生活習慣病と遺伝との関係です。

生活習慣の改善をすれば生活習慣病が予防できることを紹介しましたが、患者さんの中にはどんなに生活習慣の改善をしても検査数値が良くならないという人がいます。

このような人は遺伝による要素が強いことが考えられます。そんな場合に、検査数値が悪いのは生活習慣を改めないせいだと非難してはいけないことだと思います。

血圧の高い状態が改善されない人がいると、塩辛いものばかり食べているからだろう、うまいものばかり食べているから血圧が高いのだよ、と一方的に後ろ指をさすことがあってはいけないと思います。

多くの人は生活習慣の改善をすることで検査数値が良くなりますが、どんなに生活習慣の改善をしても、それだけでは改善されない人もいるからです。実は、私も苦い経験をしたことがあります。

臨床の医者としてのスタートをきって医局に勤め始めてまもなくの頃でした。先輩の医者のお供をして、入院している患者さんの治療のお手伝いと見習い修行をしていた時期のことです。

患者さんの一人に脂質異常症の女性がいました。コレステロールの値がとても高くて、食事指導が必要と言われていた方でした。

コレステロールの量は約1カ月で変動しますから、食事に気をつけると、その成果は1カ月後の検査数値に表れます。

そこで、この患者さんにも懇切な食事指導が行われ、患者さんもそれをきちんと実行されました。にもかかわらず1カ月後のコレステロール値は下がらず、とても高い値のままでした。

食事の改善を続けても検査数値に反映されないので、患者さんは泣きべそをかきながら「私はお食事の量も隣の方が食べる量の半分にしているのに、コレステロール値はいつもその方より高い」と嘆かれます。

先輩の医者と私は、病室を出て廊下を歩きながら「あんなことおっしゃっているけど、やはり我慢ができなくて陰で食べてしまっているのでしょうかね」などと話していたものです。

しかし、いまから思えば、その患者さんにはとんだ濡《ぬ》れ衣《ぎぬ》を着せてしまったと反省しています。

その後、脂質異常症を招くのは食事の量や内容だけでなく、その人がもって生まれたコレステロールを分解する能力に左右されることがわかってきました。コレステロールを分解する働きを促進する酵素が生まれつき不足している人もいます。

たとえばということで、わかりやすい話を披露したいと思います。

Aさん、Bさん、Cさんの3人の方がいて、コレステロールを分解する能力はAさんが70の量のコレステロール、Bさんは50の量のコレステロール、Cさんは30の量のコレステロールを分解できるものとします。

コレステロールの量が30の食事をした時は、3人とも楽に分解することができます。次に、コレステロールの量が40の食事をしたとします。Cさんは10のオーバーですが、Bさんはまだ余力があり、Aさんはかなり余裕があります。

それではコレステロールの量が80の食事をしたとします。Cさんは50もオーバー、Bさんも30のオーバーです。余力があるAさんまで10のオーバーとなりました。

このたとえ話のように、同じコレステロールの量の食事をしても、その人のコレステロールを分解する能力の多少による違いが出てくるのです。

このような点からも食事指導はその人に合ったオーダーメイドの指導が大切なこともよくわかります。Cさんの場合はコレステロールを分解するために薬の助けが必要となるでしょう。

体の筋肉や脂肪の組織、肝臓などには悪玉コレステロール（LDL）を取り込む受け皿（悪玉コレステロール受容体）がありますが、受容体を作る遺伝子に変調があることで、この受け皿がまったくないか、あっても少ない人がいるのです。

遺伝が原因で体にコレステロールが増える状態は、家族性（遺伝による）高コレステロール血症と呼ばれています。

ご両親の双方から遺伝子を受け継いだ場合を家族性高コレステロール血症のホモ型、ご両親のどちらか片方から遺伝子を受け継いだ場合をヘテロ型といいます。日本では、ホモ型は100万人に1人、ヘテロ型は500人に1人といわれています。

コレステロールだけでなく、中性脂肪や尿酸なども、それを分解する酵素の量は遺伝により人それぞれなのです。

高血圧についても、血圧を上げるしくみやコントロールするしくみに関係する酵素の存在がわかってきています。そのしくみのどこかに遺伝子の異常が関係していれば、しくみはうまく働くことができません。

高血圧の場合も遺伝によるものは、生活習慣の改善だけでは追いつかないので、薬による治療が欠かせないことになるのです。

このような知識を知らないと、血圧が高いのは自分の生活習慣が悪いせいだと自虐感にとらわれてしまいます。自分が悪いのだからしょうがない、という考えにとらわれていると、医者にかかることが遅れ、治療を開始するのに後れをとってしまいます。

高血圧の治療には、必要な時は血圧を下げる薬（降圧薬）の助けを借りることがとても大切なことです。

高血圧により血管が機能的に硬くなっている場合は、適切な降圧薬を飲むことですぐに血管がやわらかくよく開くようになり、血圧が下がってきます。

その人の高血圧の状態に合った降圧薬を

血圧を下げる薬（降圧薬）は近年、大変な進歩を遂げています。たくさんの種類の降圧薬が登場し、その人の高血圧の状態に合った薬が処方されるようになってきました。

まずは降圧薬の種類を分類してみましょう。

ここで、上の血圧には善玉血圧と悪玉血圧の二つがある（77ページ）ことを思い出していただきたいのですが、善玉血圧は心臓が血液を全身に送り出すのに必要な圧、悪玉血圧は善玉血圧が全身の血管に跳ね返ってくることでできる圧でした。全身の血管がやわらかくてよく開く状態であれば悪玉血圧を下げます。悪玉血圧が下がれば、心臓は血液を送り出す邪魔が少なくなるので善玉血圧も至適な圧となります。

実は、降圧薬には薬の性質として、悪玉血圧に関係するものと善玉血圧に関係するものとがあるのです。

降圧薬は、次の六つのグループに分類されます。

それは、カルシウム拮抗薬《きっこうやく》、アンジオテンシン変換酵素阻害薬《へんかんこうそそがいやく》、アンジオテンシンⅡ《ツー》受容体拮抗薬《じゅようたいきっこうやく》、β遮断薬《ベータしゃだんやく》、α遮断薬《アルファしゃだんやく》、利尿薬《りにょうやく》です。

現在、降圧薬の中で主役をつとめるのは、血管をやわらかくする、血管を広げる作用のある血管拡張薬の仲間です。血管が広がることで血管からの反射が少なくなるので悪玉血圧の身長が低くなり、心臓の負担も軽くすることができます。つまり、血管拡張薬は悪玉血圧の身長を低くする薬というわけです。

ここで、中心血圧は悪玉血圧だということ（92ページ）も思い起こしてください。血管拡張薬＝悪玉血圧を小さくする薬＝中心血圧を下げる薬というわけです。

悪玉血圧を下げる薬の仲間にはカルシウム拮抗薬、アンジオテンシン変換酵素阻害薬、アンジオテンシンⅡ受容体拮抗薬などがあります。

薬の名前だけ見るとむずかしい印象を受けますが、薬の効果を記号のように並べたものに過ぎません。その記号を理解すれば、簡潔でとてもわかりやすい名前であることがわかります。

名前の謎解きをしながら、それぞれの薬の効果を紹介しましょう。

●カルシウムが血管の平滑筋に流れ込むのを阻害する薬

カルシウム拮抗薬はカルシウムチャネル拮抗薬とも言います。拮抗というのは互いに張り合う、互いの勢力がほぼ同じになることを意味する言葉です。この薬の効果を平易な言葉で表現すれば、カルシウムが血管の平滑筋に流れ込むのを阻害する薬ということになります。しかし、あまりにも長すぎるので拮抗という簡潔な言葉に意味を託したというわけです。

血管の壁の筋肉を構成する平滑筋の細胞の中にカルシウムが流れ込むと平滑筋が収縮します。血管が収縮すると血液の流れが悪くなり、血圧が上がります。

そこで、血管の平滑筋の細胞の中にカルシウムが流れ込むのをブロックする、というのがこの薬の役目です。

その結果、血管がよく開くようになるので、血管からの反発が小さくなり、血圧（悪玉血圧）も低くなります。

●血圧を上げるアンジオテンシンⅡという物質に変身させる酵素の働きを阻害する薬

アンジオテンシンという名前をどうしても覚えられないという時は、餡塩点心（あんじおてんしん）と料理の名前風にすれば覚えやすいかもしれません。名前にある塩が血圧を上げるように、アンジオテンシン（正確にはアンジオテンシンⅡ）という化学物質も血圧を上げます。

アンジオテンシンⅡはアンジオテンシンⅠから作られますが、アンジオテンシンⅠからアンジオテンシンⅡに変身する（専門的には変換すると言います）ために、それを促進する役目の酵素（アンジオテンシン変換酵素）の働きが必要です。そこで、このアンジオテンシン変換（変身）酵素の働きを阻害することで、アンジオテンシンⅡが作られないようにしようというのがこの薬の役割です。

このような一連の作用を、まとめた名前がアンジオテンシン変換酵素阻害薬です。

なお、アンジオテンシン変換酵素のことを英語の頭文字をとってＡＣＥと略してしまうこともあります。その場合はＡＣＥ阻害薬という言い方をします。

●血圧を上げる物質のアンジオテンシンⅡが細胞の受け皿にくっつけなくする薬

　また餡塩点心の登場です。血圧を上げる化学物質であるアンジオテンシンⅡは、細胞の膜にある受け皿にくっつくことで「血圧を上げよ」という使命を果たします。「血圧を上げよ」の具体的な作業は、血管を収縮させること、アルドステロンというホルモンの分泌量を増やして血液中にナトリウムを増やすことなどです。

　アンジオテンシンⅡが細胞の受け皿にくっつくことができなければ、指令が中断されて血圧を上げる作業ができません。そのために血圧が下がります。

　アンジオテンシンⅡを細胞の受け皿にくっつけなくする働きを言葉で表すと、アンジオテンシンⅡ受容体拮抗薬と、とてもややこしい印象を与える名前になってしまうのです。

　なお、アンジオテンシンⅡ受容体拮抗薬の英語の頭文字をとってＡＲＢと略称で呼ばれることも多いのです。

●β遮断薬、α遮断薬

心臓の細胞には、交感神経（体の働きを活発にする）の受け皿としてアルファ受け皿（正式にはα受容体）、とベータ受け皿（正式にはβ受容体）があります。交感神経の指令が心臓の細胞に届くと、心拍数が増えるとともに心臓から送り出される血液の量が増えて血圧が上がります。

そこで、交感神経からの指令が届かないようにすることで心臓の拍動数を少なくし、心臓の負担を減らすことで血圧を下げようというわけで、アルファ受け皿をブロックするのがα遮断薬、ベータ受け皿をブロックするのがβ遮断薬です。

●利尿薬

利尿《りにょう》とはおしっこの出を良くすることです。体を循環する液体成分（血液、体液など）を尿として出すことで減らし、液体成分が減った分、収縮する力を少し減らすことで心臓の働きを楽にさせて血圧を下げようというわけです。ほかの降圧薬にくらべて効果を表すしくみがわかるネーミングです。

降圧薬としての歴史も古いのですが、利尿薬はどちらかというと上の血圧の善玉血圧を下げる働きで降圧効果をもたらすものです。必ずしも血液の流れを良くすることにつながるわけではありませんが、善玉血圧が低くなれば、血管からの反射も小さくなり、それにつれて反射波による悪玉血圧も低くなります。悪玉血圧が低くなれば、心臓の負担も軽くなります。

最近は利尿薬と、それ以外の降圧薬を組み合わせて使うことが注目されています。

お国変われば降圧薬も変わる、日本人はゴムの血管

お国変われば降圧薬も変わる、という話も紹介しておきましょう。

降圧薬のいろいろな仲間を紹介しましたが、日本では血管拡張薬（なかでもカルシウム拮抗薬）が降圧薬として大変よく使われています。ところが、アメリカでいちばん多く使われている降圧薬はβ遮断薬なのです。日本で血管拡張薬が占める位置を、アメリカではβ遮断薬が占めている、ということになります。

なぜ、このような違いが生まれるのかということをよく考えてみると、私は、日本人とアメリカ人（の白人）とでは血管の状態が異なることがその背景にあるとにらんでい

ます。

そのことを日本人の血管はゴムの血管、アメリカ人（の白人）は鉛の血管というたとえで説明しています。

鉛の血管は、硬い鉛で作られたチューブを思い浮かべるとイメージが近いでしょう。鉛の役をするのがコレステロールです。伸縮性に富まないので、収縮したり拡張したりすることもほとんどありません。血管の内側に余分なコレステロールや中性脂肪が溜まってプラークができ、それが大きくなってくると、血液の通り道がだんだん狭くなってきます。その結果、運動した時や、坂道や階段を上る時など、心臓に負担がかかる動作をした時に狭心症（労作性《ろうさせい》狭心症）を起こしやすくなります。

アメリカ人（の白人）の狭心症では労作性狭心症のタイプが多いのです。そこで、鉛の血管にたとえられる特徴から、β遮断薬がよく使われることになります。β遮断薬の働きとして、心臓の拍動数を下げて心臓の負担を減らす効果を紹介しましたが、そのような効果が必要とされるからです。このことをわかりやすいたとえ話で説明しましょう。

心臓がふだん１００の力の仕事をしているとすると、血管が狭くなってくるにつれ、血液を送り出すために１２０の負担を強いられるようになります。１分間に80の心拍数の場合、100×80（8000）が120×80（9600）の負担となります。この心拍数が薬の効果で20％少なくなると、1分間に64の心拍数となり、仕事量が120にな
ったとしても、120×64（7680）というわけで心臓の負担が軽くなります。血液を運ぶ1回分の量は増えるけれども、運ぶ回数が減るので、差し引きの勘定は楽になる、というわけです。

さてその一方で、日本人の血管はゴムの血管と名づけたように伸縮性に富んでいます。日本人に比較的多い狭心症は、冠動脈の血管が痙攣（専門的には攣縮《れんしゅく》と言います。スパスムとも）を起こすことで狭まるものです。その特徴から冠動脈痙攣性狭心症と呼ばれるものですが、前日には何の異常もなくテニスやマラソンを楽しんでいた人に起こることが多いのです。それも朝、眠りから覚めるか覚めないかという時間帯に起こすことが多いのです。

冠動脈痙攣性狭心症が起きた時はニトロールやニトログリセリンの服用で症状が治まりますが、このタイプの狭心症の予防に役立つのがカルシウム拮抗薬です。ところが、誤ってβ遮断薬を単独で使うと、かえって痙攣を悪化させてしまいます。

日本人の、特に若い世代では食生活の欧米化（脂肪のとり過ぎ）が危惧されています。

若い世代では日本人のコレステロール値のほうがアメリカ人（の白人）のコレステロール値を上回るという逆転現象も起きています。日本人の特徴であるゴムの血管が、コレステロールをたくさん含んだ硬い鉛の血管に変わってきていることは見逃せないことだと思います。

日本の若い世代が、このままコレステロールの多い食生活を続けていれば、やがてゴムの血管は鉛の血管へと変身を遂げ、アメリカ人型の労作性狭心症や心筋梗塞を起こす人が増えることでしょう。

降圧薬は白湯とともに服用する

降圧薬の進歩により、高血圧をコントロールしながら一病息災を果たす人が増えてきました。服用についての正しい知識を知っていると、降圧薬の効果をきちんと得ることができます。

薬は水あるいは白湯《さゆ》とともに服用するのが基本の「き」ですが、降圧薬も同様です。やむを得ずそれ以外の飲み物で服用する場合も、あくまでも例外と考えましょう。お茶や紅茶で飲むこともおすすめできません。

現在の降圧薬は朝に1回服用するという飲み方の薬が開発されて主流となっています。以前は朝昼夕の3回飲むというものでしたから、ずいぶんと便利になったものです。薬を飲むことで高血圧のコントロールをしている人の朝の過ごし方は、起床して排尿と洗顔をすませた後で体重を測り、家庭血圧計で血圧を測定した後、降圧薬を服用し、朝食をとる、ということになります。

このような朝の過ごし方が日課になっていれば、薬を飲み忘れることはないと思いますが、うっかりして飲み忘れたという時はどうすればよいでしょうか。基本的には飲み忘れに気づいた時に飲む、というので良いと思います。

仕事で出張する時、旅行する時などは出かける日数にプラス1～2日分の薬を携行するようにしましょう。飛行機を利用する場合は欠航することもありますので、そんな事態を予め織り込んで、薬を余分に持っていくと安心できます。

海外旅行など毎日の生活習慣と異なる環境になっても、降圧薬を服用するリズムは守る必要があります。大切な薬を忘れたりしないことはもちろん、出発日をにらみながら受診の際に、かかりつけ医に多めの処方を頼むことも必要です。

降圧薬の効果が持続する目安は2日が限度です。服用しないでいると、コントロールされていた血圧が急に上がる危険な現象も起こりやすくなります。

海外旅行中に服薬を中断したことが引き金となり、心筋梗塞などの命にかかわる血管事故を起こした方の話が実際に報告されています。

震災など悪い事態を想定するのは縁起でもないと思われるかもしれませんが、薬を毎日服用する必要がある人は、1週間〜10日程度の予備があると安心できると思います。

かかりつけの医療機関を受診できない事態が起きた時や旅先で処方してもらう必要が起きた時にあわてないよう、服用している薬の名前と1錠あたりのmg数を手帳などにメモしておきたいものです。

私は、高血圧だけでなく持病をおもちの方は「救急情報カード」を自前で作っていつも携行することをおすすめしたいと思います。

カードにメモをしたもので良いと思いますが、持病、服用している薬、血液型、かかりつけの医療機関と医者の名前、緊急時の連絡先などを記入すると良いでしょう。

「救急情報カード」をもつことで、高血圧と付き合う心構え（血圧を至適な状態にコントロールする）ももてるのではないでしょうか。

降圧薬とほかの薬との飲み合わせにご用心

最近は薬の飲み合わせについての関心が高まっています。降圧薬の中では、カルシウム拮抗薬はグレープフルーツのジュースと飲み合わせると薬の効果が強くなります。グレープフルーツ・ジュースの成分が薬物の代謝（利用と排出）を妨げ、血液中の薬の濃度が高くなることで効きが強くなるからです。実際には通常の飲み方で問題になることは、まずありませんけれど。

かかりつけの医療機関とは別の診療科を受診した時は、降圧薬を服用していることを医者に伝えることが大切です。

参考までに、降圧薬と他の診療科で処方される薬とによる飲み合わせ障害の例を紹介しておきましょう。

利尿薬の一部（チアジド系）やアンジオテンシン変換酵素阻害薬と躁《そう》うつ病の治療に使われるリチウム薬を服用すると、腎臓でリチウムの再吸収が促進され、血液中のリチウムの濃度が高くなります。その結果、リチウム薬の効きが強くなります。

降圧薬同士の飲み合わせの例ですが、利尿薬の一部（カルシウム保持性）とアンジオテンシン変換酵素阻害薬を一緒に服用すると血液中のカリウムの濃度が高くなり、高カリウム血症を招きます。

また、肝臓病の薬のグリチルリチンを服用する時も要注意です。グリチルリチンの主な成分は漢方薬としても使われている甘草《かんぞう》です。

甘草で肝臓を治そうというわけですが、甘草には体内のカリウムを排出する作用があります。カリウムはナトリウムとくっついて体外に排出する働きをしますので、カリウムの量が少なくなることで体内にナトリウムの量が増えることになります。ナトリウムが多い状態は血圧を上げますので、降圧薬を飲んでいても効果がそがれます。甘草は肝臓には良い薬ですが、血圧にはいかんぞうというわけです。

最近は、健康食品を利用する人もいますが、降圧薬を服用している時は、かかりつけ医に相談することが欠かせません。健康食品に含まれる成分が降圧薬の効果に影響しないかをチェックする必要があるからです。含まれている成分が明記されていないようであれば、効能について眉につばを塗る必要があるでしょう。

健康食品を飲み始めて血圧値にそれまでにない変化が表れた時は、すぐにやめることにしましょう。

ごはんと降圧薬は「健康で長生きの素」

降圧薬を服用している患者さんから「先生、一生飲まないといけないのですか」と質問されることがあります。

私は、「一生飲まなくてはいけないということをおっしゃることができるのは、とても素晴らしいことじゃないですか」とお答えすることにしています。

一生飲まなくてはいけないと言われる時の一生とは、相当長生きをすることを見込んでおられることがありありだからです。薬で血圧をコントロールすることが可能になり、長生きすることが当たり前になったからこその質問にほかなりません。

現在は降圧薬の改良と進歩により、一病息災、「高血圧長寿」が当たり前のこととなりました。高血圧という持病をもちながら健康な人の天寿と変わらない人もたくさんおられます。

一生飲み続けることに対する悩みや不満が出るのも、生活習慣の改善に対する意欲と高血圧治療や降圧薬の進歩があってこそのことではないでしょうか。

私は患者さんに、降圧薬はごはんと同じですね、という話もしています。

私達が生き続けるのに毎日のごはんが必要なように、高血圧の人にとって降圧薬は毎日のごはんにあたるものです。一生ごはんを食べなくてはいけないのかという不満をもつ人がいないように、ごはんと降圧薬は、自分に欠かせない「健康で長生きの素《もと》」と考えたいものです。

第5章のポイント

▼高血圧の状態を改善しないでいると、さまざまな合併症を引き起こします。なかでも、目の網膜（眼底《がんてい》）、心臓、腎臓などに合併症が起こることが多いのです。

▼高血圧の状態が続くと、脳の血管の病気である脳梗塞、脳出血、くも膜下出血を起こす危険性も高まります。

▼血圧が高い状態に加えて、①目の網膜に異常がある、②心臓肥大がある、③尿にたんぱくが出ている、のうち一つでもある場合は、ただちに至適な血圧の値まで下げる必要があります。

▼高血圧をはじめ生活習慣病はサイレント・キラーと呼ばれます。サイレント・キラーの怖いところは自覚症状がないことです。軽く考えて、生活習慣の改善を怠っていると病気が進行し、命にかか

わる血管の事故を起こす危険性が高くなります。

▼どんなに生活習慣の改善をしても遺伝の要素が強くて、病気が改善されないという人もいます。その場合は薬を服用することで改善することができます。

▼血圧を下げる薬（降圧薬）は近年、大変な進歩を遂げています。たくさんの種類の降圧薬が登場し、その人の高血圧の状態に合った薬が処方されるようになってきました。

▼降圧薬は白湯とともに服用するなど、服用や飲み合わせについての正しい知識をもつことで降圧薬の効能をきちんと得ることができます。かかりつけの医療機関とは別の診療科を受診した時は、降圧薬を服用していることを医師に伝えることが大切です。

▼降圧薬の改良と進歩により、一病息災、高血圧長寿が当たり前のこととなりました。高血圧の人にとって降圧薬は毎日のごはんにあたるものです。ごはんと降圧薬は一生を通じての「長生きの素」と考えたいものです。

第6章
血管を硬くしない生活

カギを握るのは血管を硬くしない生活の実行

高血圧をはじめ生活習慣病の予防・改善のカギを握るのは、血管を硬くしない生活を実行することです。

最近は血圧を下げる効きの良い降圧薬が開発されたことにより、高血圧をコントロールしながら息災で長寿を実現できるようになりましたが、薬に頼るだけでなく、生活習慣の改善を実行することが欠かせません。健診などで血圧が高いことを指摘された人、現在、降圧薬を服用している人は、いま一度ご自分の生活習慣をチェックして、悪い点があれば、早速改めるようにしたいものです。

とはいえ、私は、あれも駄目これも駄目ということでは無理が生まれて長続きしないと考えています。まずは、これなら続けられそうだというポイントを絞って継続することが大事なことではないでしょうか。

生活習慣を改善する基本の「き」として、私は食事の五つのポイントと日常生活の五つのポイントをおすすめすることにしています。

食事のポイントは次の五つです。
①　腹八分目の実行（食べ過ぎない）
②　とにもかくにも野菜中心・野菜優先の食事
③　塩八分目の実行（塩をとり過ぎない）
④　白、黒、赤、青、黄、緑などカラフルに食材を登場させる
⑤　1日1食は和食を（減塩に気をつけながら）

日常生活のポイントは次の五つです。
①　1回20分、早足で歩くことを週に2回は実行する
②　体操などで血液循環を良くする
③　睡眠を十分にとる
④　禁煙する
⑤　ストレスを溜めない（笑顔のある生活、笑いの絶えない毎日を）

塩八分目の実行については第4章で述べましたので参照してください。

高血圧で太っている人はやせることが欠かせない

生活習慣病の予防に、そして生活習慣病のコントロールに、太っている人はやせること（減量）が欠かせません。私は確実にやせることができる方法として、腹八分目の実行をおすすめしています。

話の前置きとして私の肥満についての考え方も紹介しておきたいと思います。

それは体型というものを考える時、先祖から受け継がれたそれぞれの家系に適した体型というものがあるのではないかと考えるからです。

パンダ体型の家系の人がやせたパンダになってしまってはみすぼらしくなりますし、ピューマ体型の家系の人が太ったピューマになってしまっては精悍さを失ってしまいます。親の体型はその人の健康維持についての羅針盤の役目も果たすものではないでしょうか。

たとえば、両親が太っていて長生きしている（いた）という人であれば、やせることにあまり神経質にならなくても良いのかもしれません。

両親が太っていて長生きしなかった、という人が太っているのであれば、やせたほうが良いと思われます。

両親がやせていて長生きしている（いた）という人は、太らないように気をつけたいものです。

両親がやせていて長生きしなかった、という人は、食事のとり方や内容に問題がないかを考えてみましょう。

血圧の値、コレステロールや中性脂肪の値、血糖値などの数値に異常がなければ、そして、高血圧、糖尿病、脂質異常症などの生活習慣病や喫煙習慣がなければ、ご両親の体型が健康で長生きのカギを握るのかもしれません。

肥満について、もう一つの考え方も紹介しておきましょう。

それは中年世代になると、人は太りやすくなるという宿命があるからです。年を重ねるとともに代謝（食べ物から体に必要なものを得る）の働きが落ちてきます。また、体の活動量も減ってきます。その結果、それまでと同じ食べ方、同じ量を食べていると太ってくるのです。

また、年を重ねるにつれて酵素（体の働きをスムーズにするための仲立ちをする）の働きも弱くなります。たとえば、コレステロールを分解する酵素の働きが弱まると、同じ食べ方、同じ量の食事をしていても、体内のコレステロールが増えてきます。

このように、中年世代に起こる体の変化が肥満を招くこともあるのです。そこで私は、50歳をはさむ10年ほどの間に5kg程度太ってきたという場合は、許される範囲と考えて良いのではないかと思います。

長生きする体型は「小太り」という統計が発表されて話題を呼んだように、中年世代からの多少の肥満は自然の摂理と考えても良いのではないでしょうか。

ただし、このような話はあくまでも血圧や血糖、脂質などの値が正常な人に限られることです。健診の項目に異常がある人、生活習慣病を指摘された（あるいは治療中の）人が肥満している場合には、やせるようにしましょう。

やせる目標はお腹まわりを減らすこと

やせる際の目安となるのが標準体重です。

標準体重を求める計算式は、身長（m）×身長（m）×22です。たとえば身長１７０㎝の人であれば、１・７×１・７×22で63・５８kgとなります。

肥満を判定する指標としてはＢＭＩ（ボディ・マス・インデックスの英語の頭文字をと

判定	BMI
低体重	18.5未満
普通体重	18.5～25未満
肥満（１度）	25～30未満
肥満（２度）	30～35未満
肥満（３度）	35～40未満
肥満（４度）	40以上

（日本肥満学会「肥満症の診断基準」より）

表６－１　BMIの判定基準

ったもの）が使われます。

ＢＭＩを求める計算式は、体重（kg）÷［身長（m）×身長（m）］です。たとえば身長170㎝、体重70kgの人の場合は、70÷（1・7×1・7）で24・22となります。ＢＭＩの判定基準（表6―1）を紹介しますが、ＢＭＩが22前後の人が最も病気になりにくいというデータから、日本肥満学会では先に紹介した標準体重を求める計算式に22という指数を登場させているのです。

中年太りと言われるように、中高年世代の特に男性にはお腹まわりが太ってくる、お腹ぽっこりの内臓脂肪型肥満（リンゴ型肥満）のタイプが多くみられます。

内臓脂肪型の肥満が引き金となり、高血圧、糖尿病、脂質異常症などの生活習慣病を起こすのがメタボリックシンドロームですが、その判定基準の一つにお腹まわりがあります。ベルトの少し上の位置で測った腹囲（お腹まわり）が男性は85㎝以上、女性は90㎝以上あれば要注意とされます。

ところで、肥満には皮下脂肪型肥満（洋梨型肥満）と呼ばれるタイプもあります。お尻や下半身に脂肪がつくもので、若い女性の肥満の場合にみられます。

お腹に脂肪がついた場合は、内臓脂肪型の肥満か皮下脂肪型の肥満かを、お腹の皮をつまむことで簡単に見分けることができます。

お腹の皮を薄くしかつまめない時は、内臓に脂肪が溜まっている状態です。お腹の皮を厚くつまめる時は、皮下脂肪をつまんでいると考えられます。

やせてお腹まわりが減ると善玉ホルモンが増える

内臓脂肪についての最近の話題も紹介しておきましょう。

実は、内臓脂肪は肥満の原因になるだけではなく、脂肪細胞からいろいろなホルモンが分泌されることがわかってきました。

たとえば、脂肪細胞から分泌されるホルモンの一つに日本の研究者が発見したアディポネクチンがあります。

アディポネクチンは、①血管を広げる作用により血圧を下げる、②インスリンの働きを助ける作用により糖尿病の予防や改善の効果がある、③脂肪の利用を活発にして中性脂肪を減らす効果がある、ことなどがわかっています。

また、アディポネクチンの量は内臓脂肪が減ると増え、内臓脂肪が増えると減る、というシーソー関係にあることもわかっています。

つまり、内臓脂肪型肥満はアディポネクチンの量を減らし、アディポネクチンが少ないことで生活習慣病になりやすく、生活習慣病があるのに内臓脂肪型肥満を改善しないでいると命にかかわる血管の事故が起きやすくなります。

健康で長寿の人のアディポネクチンの量を測ったところ、とても多かったという報告もあり、これからアディポネクチンについての関心がさらに高まることでしょう。

アディポネクチンは血管を硬くしない善玉ホルモンに相当しますが、脂肪細胞から分泌されるホルモンにはアディポネクチンのほかにもいろいろなものがあります。それらのホルモンは血管を硬くする方向に働くことがわかっています。

内臓脂肪が増えるとＴＮＦ－α《ティー・エヌ・エフ・アルファ》や遊離脂肪酸、レジスチン、ＰＡＩ－１《パイ・ワン》などの分泌が増えてきます。

ＴＮＦ－αはまたの名を腫瘍《しゅよう》壊死《えし》因子《いんし》というように、がん細胞を攻撃して退治する良い働きもするのですが、ＴＮＦ－αと遊離脂肪酸とレジスチンという三つの成分がからみあうと動脈硬化が促進されることがわかっています。

また、ＰＡＩ－１は、血栓を予防する働きを抑える作用があり、血液の中にＰＡＩ－１が増えると血液が固まりやすくなって、血栓ができやすくなります。

脂肪細胞から分泌されるホルモンの働きがいろいろとわかってくるにつれ、内臓脂肪が増えた肥満は、命にかかわる血管の事故と関係することもわかってきたのです。

やせる基本の「き」は腹八分目の実行

健診の検査項目で異常を指摘された人や生活習慣病を指摘された人は、早速、減量に取り組みたいものです。

減量のための基本の「き」は食事でとるエネルギーを減らすことです。具体的には食事の量を減らすことです。しかし、食品ごとのエネルギー計算をして、数字をもとに実行するとなると面倒に思う人は多いものです。方法は簡潔であればあるほど良いのではないでしょうか。

私がおすすめする減量法はきわめてシンプルな方法です。それは「腹八分目の実行」です。

腹八分目という「総量規制」をすることで、脂肪のとり過ぎを防ぐこともできます。

脂肪のとり過ぎを防ぐというと肉や乳製品のことばかり気にする人がいますが、実は、主食のごはん、パンなどに多く含まれている糖分は、消化・吸収を経て体内で中性脂肪という脂肪になるのです。脂肪のとり過ぎを防ぐのであれば、肉や乳製品だけでなく主食を食べ過ぎないようにする必要があります。

大切なことは、食べて体内で脂肪となるものの全体の量を減らすことです。腹八分目という総量規制がその近道にほかなりません。

さて、現在食べている量を半分まで減らすという話になると、なんて酷なことをと最初から実行不可能なこととみなされるかもしれません。しかし、八分目であれば、これならできるかもしれないと希望がもてます。すぐに八分目が無理というのであれば、まずは腹九分目の実行から取り組むのでも良いでしょう。

腹八分目に役立つ私がおすすめする食べ方は、食事のポイント②にある「とにもかくにも野菜中心・野菜優先」というものです。

その方法はきわめて簡潔で、食事の最初に野菜の料理を食べてしまいます。野菜を一番に食べることで空腹感がやわらぎます。また、最初に野菜を食べることにすると、ドレッシングなしで食べることもできます。新鮮さを保った野菜の味そのものを楽しむことができ、ドレッシングからのエネルギーや塩分の摂取もゼロとなります。そこまでしなくてもドレッシングを少なくして食べてもよいでしょう。

野菜には血管の健康を保つのに欠かせないファイトケミカルが豊富に含まれています。ファイトはギリシャ語で野菜、ケミカルは化学物質という意味で、栄養素や食物繊維などのほかに健康維持に欠かせない成分のことです。主なものにはポリフェノールやカロチノイドなどがあります。彩り豊かにいろいろな野菜を食べるようにすると、いろいろなファイトケミカルを得ることができます。

野菜には健康に役立つ酵素も豊富に含まれています。酵素は熱に弱いので、可能なかぎり生野菜で食べたいものですが、量をとりたい時は温野菜がおすすめです。野菜をたっぷり入れたスープなど、いろいろな工夫もこらして野菜中心・野菜優先を楽しみたいものです。

腹八分目を実行する秘訣

腹八分目の実行は宣言するのは簡単ですが、実行し続けるのは容易ではありません。食後のお茶を楽しみながら、ついついお菓子やせんべいに手が伸びて「プラス食」をするのが習慣となっている人もいます。腹八分目にはプラス食の習慣をやめることが欠かせません。

食事が終わったらいったん食卓を離れることを習慣にし、食事をする場所にはお菓子やせんべいなどプラス食になるものを置かないようにしましょう。

食べ物が身の回りにあふれている現代は、余分なものは食べないという引き算を心がけることが大切です。まずは簡単にできそうなことから引き算をしていきましょう。

体重を測る時に、昨日も引き算ができたという達成感を確認すると自信がわいてきます。どんなに小さなことでも、自分が減量に役立つことを実行しているという達成感は減量を続ける励みとなることでしょう。

減量を実行している多くの人がぶつかる壁は、食べ足りないという思いです。食べ足りないは、物足りないという欲求不満に通じます。一念発起という言葉があるように、意思が強ければ何でも続けられると言われますが、食欲にはつい負けてしまいそうです。

食べ足りない思いの解消に役立つのが、よく噛むことです。

よく噛んで食べることで早食いを防ぐこともできます。食事のペースが遅くなると、食事をしている最中に血糖値が上がってきます。その結果、脳の満腹中枢（そろそろ食事を終えましょうと指令する）が適切に刺激されて、食べ過ぎにブレーキがかかります。

さらに、食べたものは良く噛むことで唾液とよく混ざり、消化吸収しやすい状態になります。

１００回噛むことを目標にと言われますが、回数にとらわれずに、よく噛むことを心がけるので良いのではないでしょうか。よく噛むことを意識するだけで噛む回数は自然に増えます。

おすすめはマグネシウムの多い食べ物

高血圧の予防にも役立ち、血管をやわらかく保つおすすめの食べ物にマグネシウムが多く含まれた食べ物があります。マグネシウムは血管や心臓の筋肉の働きを良い方向に調整する働きがあり、血液の流れが良くなるとともに、血圧も正常にします。

また、神経の興奮を鎮める働きもあり、ストレスを溜め込みがちな人には欠かせません。さらに血糖値が高い状態を改善する働きもあり、糖尿病のコントロールにも役立ちます。

マグネシウムが多く含まれている食べ物は、とうふ、貝類（あさり、はまぐり、かき、ほたてなど）、とうもろこし、ナッツ類（アーモンド、カシューナッツなど）です。

ただし、注意したいのはインスタント食品や加工食品、清涼飲料水などに多く含まれるリンはマグネシウムの吸収を邪魔することです。インスタント食品や加工食品は塩分のとり過ぎにもつながります。

また、お酒を飲む量が多い人はマグネシウム不足になりやすいので注意したいものです。飲み過ぎないようにするとともに、おつまみにはマグネシウムが多く含まれている食べ物を登場させてはいかがでしょう。

彩り豊かな食事を心がける

白、黒、青、赤、黄、緑などカラフルに食材を登場させる彩り豊かな食卓を心がけることは、腹八分目を実行していても栄養成分をバランス良くとることにつながります。

また、食べ物の彩りを演出する色素成分は目を楽しませてくれるだけでなく、生活習慣病を改善し、血管を硬くしない効果もあります。

白い食べ物の一例として、とうふについては後述しますが、黒い食べ物の一例として、コンブの効用を紹介しましょう。

コンブにはいろいろな健康成分が含まれていますが、その一つに最近注目されている血圧を下げる効果をもつラミニン（アミノ酸の仲間）があります。ラミニンはコンブの学名ラミナリアに由来しています。

また、コンブに含まれるカリウムはアルギン酸のカリウム塩というかたちで存在していますが、強い酸性の胃酸の働きで分離され、カリウムが放出されます。カリウムはナトリウムとくっついて体外に排出する働きがあることを繰り返し述べてきましたが、ネズミの実験でも、コンブを与えると尿中のナトリウムの量が増え、ナトリウムがよく排出されることが報告されています。

黒い食べ物にはコンブのほかに、わかめ、ひじき、もずくなどの海藻類があり、いずれも血管をやわらかく保ち、悪玉コレステロールの酸化（より悪玉度を増す）を防ぐ力があります。

青背魚には善玉の脂肪酸が豊富

赤い色をしたトマトやスイカの色素成分はリコピンですが、リコピンは悪玉コレステロールの酸化を防ぎ、血管を硬くしない働きがあります。

赤とうがらしの色素成分はカプサイシンですが、カプサイシンは血栓が作られるのを防ぎ、脂肪をよく排出する働きがあります。

えび、かに、さけなどの赤い色素成分であるアスタキサンチンは、悪玉コレステロールの酸化を防ぐ働きがあります。

青い色の食べ物の一例として青背魚を紹介しましょう。

いわし、さんまなどの青背魚には、生活習慣病の改善に役立つ善玉脂肪酸のエイコサペンタエン酸（ＥＰＡ）やドコサヘキサエン酸（ＤＨＡ）が豊富に含まれています。

ＥＰＡは、血液を固まらせる血小板を集まりにくくさせ、血液のサラサラ状態を保つとともに血栓をできにくくします。ＥＰＡは私達の体内で作ることができないので、食べ物からとる必要があるのです。

ＤＨＡは悪玉コレステロールや中性脂肪を減らす働きがあります。体の中では脳に多い特徴があり、脳の働きも良くすると言われています。

魚は焼くと脂肪が落ちる分、ＥＰＡやＤＨＡも失われやすいので、お刺身や煮魚で食べるのが良いとされていますし、ＥＰＡやＤＨＡは酸化しやすいので新鮮なうちに食べるのが良いでしょう。

黄色い食べ物のみかんにはβ《ベータ》クリプトキサンチン、マンゴーやパパイヤにはゼアキサンチンという色素成分があり、悪玉コレステロールの酸化を防ぐ働きがあります。

緑色の食べ物といえば野菜類ですが、小松菜、ブロッコリーなどにはβ《ベータ》カロテンやα《アルファ》カロテンが豊富です。ほうれん草やブロッコリーにはルテインという色素成分が豊富です。いずれも悪玉コレステロールの酸化を防ぐ働きがあります。

カロテンが豊富なにんじんの効用

橙色《だいだい》の食べ物の一例としてにんじんを紹介しましょう。にんじんは主にその根を食べる根菜類ですが、根菜類の中では珍しく緑黄色野菜の仲間なのです。

にんじんに含まれる主な栄養成分はビタミンＡ（カロテン）、ビタミンＢ、ビタミンＣなどですが、カルシウムや鉄も多く含まれています。色素成分のαカロテンやβカロテンは体内でビタミンAに変わります。ちなみにカロテンは、にんじんの英語名キャロットに由来します。

ビタミンAは血管の壁を健康に保つ働きがあり、血管が硬くなることを予防します。また、悪玉コレステロールの酸化を防ぐ力もあります。

にんじんを1日50g食べれば、成人が1日に必要とするビタミンAをとることができると言われますが、調理の工夫をすることで、にんじんの効用を効率よく得ることができます。

カロテンの吸収率は、生のにんじんではその10%しか得ることができませんが、ゆでると30%に上昇し、油を使って料理すると50〜70%も得ることができます。にんじんは、てんぷら、きんぴらなど油を使った料理にするとおいしさが増しますが、味が良くなるだけでなく、カロテンの吸収率もグンと良くなるのです。ただし、油は高温調理（200度以上）を避け、短時間で調理することが大切だと言われます。

にんじんを生や煮物で食べる時は、皮をむいてアクをとりますが、皮はできるだけ薄くむくようにしてみましょう。カロテンは皮のすぐ下の部分に最も多く含まれているからです。丸ごと1本皮をむく時はピーラーを使うと、皮を薄くむきやすいので便利だとすすめられています。

にんじんをジュースにすると甘みを感じるのは、蔗糖《しょとう》やブドウ糖などの糖質が約5％含まれているからです。にんじんジュースの味が親しみやすいのもこのためです。

ちなみに、βカロテンやαカロテンが豊富な野菜には、にんじんのほかに、かぼちゃがあります。

1日1食は和食を（減塩に気をつけながら）

身土不二《しんどふじ》（住んでいる土地でとれたものを食べる）という食運動の言葉がありますが、日本人はその土地に根ざした食べ物を食べてきた歴史と経緯があると思います。

日本人の食べ物として、塩分のとり過ぎに気をつけさえすれば、和食は理にかなっているものではないでしょうか。私は、1日のうち2食を和食にしています。

和食に欠かせないのが大豆製品です。

大豆のたんぱく質は悪玉コレステロールの酸化（より悪玉化）を防ぐとともに、悪玉コレステロールを排出する働きがあります。また、血圧を上げるRAS《ラス》系のホルモンが作られるのを防ぐので血圧を安定させます。

食品の健康に関係する表示のハードルが高いアメリカでも、その元締めである食品医薬品局（FDA）が1999年、これらの健康効果の表示を認めています。

大豆たんぱく質の中でも最近注目されているのが、その約20％を占めるβ－コングリシニンという成分です。

人を対象にβ－コングリシニンを用いて臨床試験を行った結果、内臓についた余計な脂肪を減らす働きがあることが報告されています。

大豆レシチン（不飽和脂肪酸＝血管の老化を防ぐ善玉脂肪＝の仲間）は血管についたコレステロールを掃除する働きがあり、血液の流れを良くします。また、コレステロールを溶かす働きもあり、血管の壁にコレステロールがつきにくくなります。

さらにレシチンは、肝臓についた余計な脂肪分を掃除して脂肪肝（肝臓の脂肪太り）を予防しますし、脳で情報を伝える神経細胞の大切な材料となることで、脳の老化を防ぐ働きもあると言われています。

とうふなど大豆から作られる食品には、ほんの少しですが、特有の渋み・苦味が感じられることがあります。この渋み・苦味は大豆サポニンという配糖体《はいとうたい》（植物に含まれる健康成分の一つ）によるものです。

大豆サポニンは脂肪の掃除をするとともに、血管についた脂肪を洗い流す働きがあることがわかっています。さらに、血管をはじめ体の組織を老化させる脂肪酸が、より悪玉化する（老化力が増す）のを防ぐ働きもあることが報告されています。

なお、とうふに含まれる脂質のリノール酸は善玉コレステロールの（ＨＤＬ＝血管についたコレステロールを掃除する）を増やすことも指摘されています。

このように健康効果が豊富なとうふは一石何鳥もの効果がありますが、とうふ屋さんは店先に「一丁で何石（！）もの健康効果」とうたいたいところでしょう。

とうふ、納豆を食事によく登場させるとともに豆乳、おから、がんもどきなど大豆の加工品や、加工前の枝豆などからも同様の効果が得られます。

お酒は自分の体に合った適量を楽しむ

お酒に強い上戸《じょうご》の家系とお酒にはからっきし弱い下戸《げこ》の家系がありますが、お酒は自分の体に合った適量を楽しむのであれば、厳格に制限するまでのことはないでしょう。

アメリカの血圧に関する合同委員会の勧告では、１日あたり30ｇのアルコールの摂取は許される範囲としています。アルコール30ｇは、ビールなら大びん１本、日本酒なら

1合、ワインならグラス1杯にあたりますので、適量の目安になるでしょう。

参考までに、アルコール健康医学協会による「正しいアルコールの飲み方」も紹介しておきましょう。

楽しい雰囲気で飲む。酒の無理強いはしない。時間をかけて飲む。食べながら飲む。飲む量はビール1～2本、日本酒1～2合、ウイスキーダブル1～2杯までとする。深夜12時以降は飲むことをやめる。毎日続けて飲まない。薬と一緒に飲まない。強い酒は薄めて飲む。楽しみとして飲む。

そして、アルコールの分解を担当する肝臓に感謝し、その労をいたわる気持ちを表すために週に2日はアルコール類を飲まない休肝日を作りたいものです。

「第二の心臓」足の静脈の働きを活発に

血管を硬くしない、血圧を高くしない生活に欠かせないのが、1回20分、早足で歩くことを週に2回は実行することです。

前置き話として、運動をする意味について考えてみましょう。

運動をするというと心臓を鍛えることだと考える人もいるようですが、間違った考えだと思います。心臓は生まれた時から絶えず働き続けている臓器です。使命を果たすためにすでに十分に鍛え上げられた心臓に対して、さらに鍛えようという発想は大変失礼な話ではないでしょうか。

運動をするということは全身の血液循環を良くし、心臓にかかる負担を少しでも減らして、心臓に恩返しできる体に変えていこうということにほかなりません。

さて、血管を硬くしない、血圧を高くしない効果をもたらし、血管や心臓を元気にする運動は有酸素運動（エアロビクス）です。なかでもおすすめはウォーキング（歩くこと）です。歩数や距離にこだわらず、いつもより早足で元気よく歩いてみましょう。

歩くことやジョギングを行うと筋肉の中の遅筋《ちきん》線維がよく働きます。遅筋線維をよく働かせるために酸素と脂肪が欠かせないので、血液を十分に送り届ける必要があります。そこで心臓は心拍数を上げてそれに応えます。

心拍数が上がると血液は体内をよく循環するようになり、血液循環が良くなると、血管にたまった不純物（ゴミ）が勢いの増した血液の流れで取り除かれます。川にポイ捨てされたゴミが川の水流が増すことで押し流されるのに似ています。

また、運動中は血液を全身に送り届ける必要があるので、遅筋線維のまわりの細い血管も増えてきます。血液の流れがたびたび押し寄せるので細い血管も鍛えられます。古い血管がよみがえり、新しい血管が作られることで血管のネットワークもしっかりとしてきます。詰まっている細い血管があっても、新しい血管ができることでその働きを補います。全身の血液循環が良くなると、心臓の負担が軽くなり、心臓はホッとするかのように血圧を下げるのです。

運動の効用には「第二の心臓」といわれる足の静脈の働きを活発にすることもあります。

心臓は血液循環のポンプ役ですが、足の筋肉もポンプ役としての働きをしています。足の筋肉を良く使うと、ミルキングアクションと呼ばれる静脈のポンプ作用が活発になります。

足の静脈にはカタカナのハの形をした弁がついています。ハの字型は心臓の方向に（上のほうに）通り過ぎた血液が後戻りしないようにフタをするのに好都合です。運動により足の筋肉が収縮すると、弁の働きで静脈の血液は自然に押し出されるように心臓へとよく戻ります。足から心臓へと戻る血液の流れが活発になると、全身の血液循環も良くなり、血圧も下がります。

運動すると、血管を良く開くブラジキニンが分泌される

運動することで血液循環が良くなると、ブラジキニンという酵素が良く分泌されます。ブラジキニンは血管にある一酸化窒素（NO）の働きを活発にします。

私達の体では、常に血液の流れにより血管の内皮細胞が刺激されて一酸化窒素が作られています。一酸化窒素は血管の中膜に送られると、中膜にある筋肉（平滑筋《へいかつきん》）をゆるめる働きをするので、血管が良く開き、血液の流れもスムーズになります。

運動で血液循環が良くなり内皮細胞が活発に刺激されると、一酸化窒素が良く作られますが、その結果、血管も良く開く状態になるのです。血管が良く開くと、血圧も良く下がります。

ところで、私たちの体にはエネルギー源となる脂肪や糖質を溜め込む貯蔵系と、その脂肪や糖質を使って体を動かすのに役立つ燃焼系の二つの回路があることが知られています。

運動を続けていると、運動が効率よく行えるようにホルモンの分泌や自律神経の働きにより燃焼系優位のしくみが作られます。燃焼系が優位になると内臓や血管についた脂

肪もよく燃焼されて取り除かれます。

おすすめは、1回20分の早足歩きを週に2回は行う

私がおすすめの運動は、まずは1回20分の早足歩きを週に2回は行うことです。早足歩きだからと言って時計とにらめっこで時間にこだわると、それだけで緊張することになり、血管も硬くなってしまいます。自分で早歩きだと感じられる歩き方で良いのです。

こうしなければならない、こうすべきだという強制を感じただけで血管は緊張してしまい、せっかくの運動タイムが血管にとっての苦痛な時間となってしまいます。

雨が降っても運動はお休みしないという人がいますが、雨が降れば、お休みすれば良いと思います。雨の中を無理してまで歩くことは禁物です。雨で濡れると体が冷えるので、血管は収縮して硬くなってしまいます。

繰り返しになりますが、血管は「ねばならない」「しなければ」という義務感を感じたとたんに緊張して硬くなってしまいます。雨の日や体調がいま一つという日は室内で体操をすることで過ごしましょう。

体操をして体をほぐし、血液の循環を良くすることも血管を硬くしないおすすめの運

動です。

そんな効用をもつ体操の一つに「血液循環体操」(二村ヤソ子さん考案)があります。血液循環体操は筋力を鍛えるための体操ではなく、自分の思いどおりの場所の筋肉に血液を送り循環させるための体操です。

これまでの体操は主として運動器(骨格筋)を動かす体操ですが、血液循環体操は主としてインナーマッスル(体幹部の内臓をとりまいている筋肉)や、心臓から離れている手や足の筋肉を動かして、自分の思いどおりの場所の血液循環を良くする体操です。その結果、循環器系の健康が維持できます。

血液循環体操のメニューの一例を紹介しておきましょう(図6―1)。

睡眠を十分にとる

睡眠には個人差があります。体型に家系の要素があることを紹介しましたが、睡眠パターンにも家系の要素があります。十分な時間をとらなければ寝足りない、という人もいれば、短時間の睡眠でも一向に平気という人もいます。

私は、翌日の日中に眠くならないということであれば睡眠時間の長短にあまりこだわ

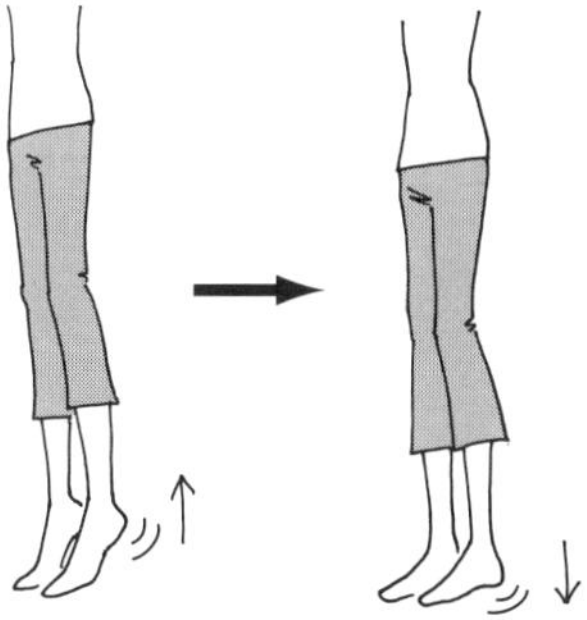

●かかとの上げ下ろし体操

立った姿勢（椅子に座った姿勢）で、両足を床（地面）につけ、つま先をつけたまま、かかとを上げ下ろしします。10回を1セットで、3セット行いましょう。電車や飛行機の座席でもどうぞ。ふくらはぎの血液循環が良くなり、全身の血液循環が良くなります。

●かかとの上げ下ろし体操　プラス　腕の上げ下ろし体操

ふくらはぎの血液循環が良くなり、全身の血液循環が良くなるバージョンアップ版です。かかとの上げ下ろし体操を行いながら、腕の上げ下ろし体操も行います。

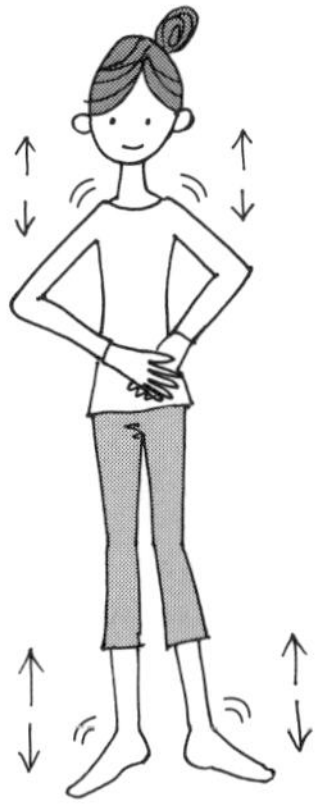

腕の上げ下ろし体操①

両手をおへその位置で重ね、肩を上げ下げします。8回を1セットで、3セット行いましょう。

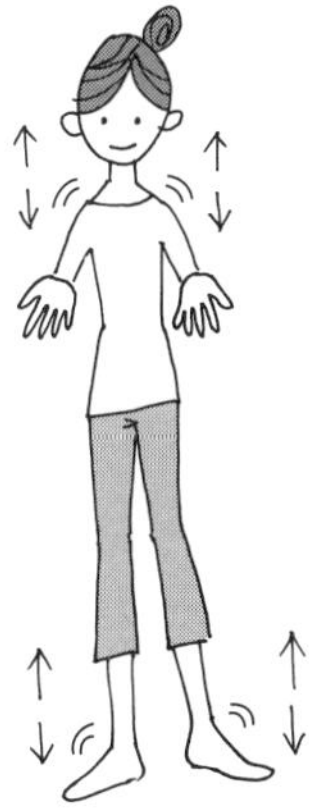

腕の上げ下ろし体操②

両手を体から少し離して胸の高さの位置に保ち、肩を上げ下げします。8回を1セットで、3セット行いましょう。

図6－1　血液循環体操®（二村ヤソ子・考案）の例

る必要はないのではないかと思います。

睡眠中は体を休ませる副交感神経の働きが活発になり、体は休息モードとなります。血圧も下がり心拍数も減って、血管や心臓もゆっくりできる時間となります。免疫力を高めて病気から身を守るためにも睡眠は欠かせません。

寝る前に、ぬるめのお湯（40度以下）にゆっくりと入ると、緊張が解けて寝つきが良くなります。寝る30分〜1時間前に体をほぐす程度の軽い体操やその場足踏み体操を行うと血液の流れが良くなり、良い眠りが得られることにつながるでしょう。

なお、寝る前の飲食は体が消化・吸収の働きを続けなければならなくなり、休息モードに入ることができないのでやめたいものです。

禁煙する

タバコの厄介な点は、喫煙する人だけでなく、まわりの人達にも受動喫煙による害を及ぼすことです。

かつて私と一緒に東京臨床薬理研究所で研究をしていた加藤英明氏は、タバコを1本吸うと、血管の収縮した（硬くなる）状態が30分も続くことを論文にして発表しています。

タバコには２００種類の健康を損ねる有害物質が含まれていますが、がんを引き起こす発がん物質は40種類以上も含まれています。なかでも三大有害物質と言われるのがタール、ニコチン、一酸化炭素です。ニコチンはタバコ依存症（吸わずにいられない）の原因となります。

また喫煙すると、タバコの有害物質を排除するために体の中では活性酸素がたくさん作られます。活性酸素は悪玉コレステロールを酸化（より悪玉化）しますので、血管を硬くすることになります。

心臓・血管病との関連ではこんな統計もあります。タバコを吸わない人の死亡率を１とすると喫煙者の死亡率がどの程度になるかを調査した報告では、心筋梗塞が約2倍、くも膜下出血が約１・８倍にもなるという数字が発表されています（平山雄『病態生理』第17巻9号）。

幸いなことに、喫煙習慣があっても5年間禁煙すれば、心筋梗塞など命にかかわる血管事故を起こす危険性がタバコを吸わない人とほぼ同じ程度にまで下がることがわかっています。

ストレスを溜めない（笑顔のある生活、笑いの絶えない毎日を）

「怒ると血圧が上がるよ」と言われますが、強い怒りは交感神経を緊張状態にして血管を硬くして血圧を上げます。

心筋梗塞など命にかかわる血管の事故を起こした人に多くみられる性格タイプは、せっかち、負けず嫌い、責任感が強いなどです。職場や家庭で争い事や揉め事の場になると、このような性格の人はカーッとなりやすい傾向があります。

そんな時は、カッカとして怒鳴ったりせずに、「まあまあまあ」とその場を丸く収める役回りとしたいものです。

その場に臨めばカーッとなることがわかっているのであれば、争い事や揉め事の場、ストレスを感じる場面にはなるべく近づかない「君子、血圧を上げる場面には近寄らず」という対処法も必要ではないでしょうか。

ところで、自律神経の副交感神経の活動を活発にすると血管はやわらかくなり、良く開くようになります。副交感神経の活動を活発にして、体の緊張を解くことができるのが笑うことです。体の緊張が解けると、血管の硬さも解けて血圧も下がります。

笑うことで脳内にβ《ベータ》－エンドルフィン（ニックネームは脳内モルヒネ）という物質が増えることもわかっています。β－エンドルフィンは気分を落ち着かせ、体と心の緊張を解く作用をもたらします。

さらに、笑いは脳の前頭葉《ぜんとうよう》という場所を興奮させますが、その興奮が免疫（病気を防ぐ）の司令室にあたる間脳《かんのう》に伝わると、間脳からは良い感情を伝える善玉の神経ペプチド（小さなアミノ酸がつながったもの）が作られて全身にふりまかれることも報告されています。笑いから生まれた神経ペプチドを浴びることで、体と心はリラックスし、血管の硬さも解けて血圧も下がります。

笑いや笑顔の効用はそれだけにとどまらず、まわりの人の血管の緊張も解き放つことです。

気持ちの良い入浴タイムを欠かさない

ストレス解消に入浴タイムが欠かせない、という人がいます。

血圧にやさしい入浴法について患者さんから質問を受けることがありますが、気持ち良く入浴できるのであれば、あまりこだわる必要はないでしょう。

お湯の温度についてもいろいろなことが言われますが、40度前後であれば、自分が快適と感じる湯温で良いのではないかと思います。人には先祖から受け継いだ体型があることを述べましたが、快適と感じる湯温も人それぞれで先祖から受け継いだものがあるのではないでしょうか。ただし、42度以上の熱い湯に入ると血管が収縮し、血液を固める血小板の働きが活発になります。

半身浴が健康に良いとすすめられますが、温かい浴室でゆったりとした入浴時間をもてることが条件となるでしょう。半身浴をする際はのんびりと汗をよくかくまで湯舟で過ごせることが欠かせません。半身浴が良いからと言って寒い浴室で我慢して行うのでは、かえって体調を崩してしまいます。

「意志の上にも3カ月」で改善を実行

血管を硬くしない、血圧を高くしない生活習慣の改善を実行すると、その成果を早く確かめたいという気持ちにかられることでしょう。

私は、検査数値をもとに生活習慣の改善効果を見るには3カ月後というのが目安になると考えています。改善されてきたというおおよその傾向は2カ月後でもつかまえることができますが、改善に取り組む気分の高揚は2カ月程度続くことでしょうから、後1カ月プラスすることで、より正確な判断材料が得られるでしょう。

「意志の上にも3カ月」ということで、検査結果を楽しみに改善を実行してみましょう。

そして、医者のもとで改善効果が確認できたら、継続は力なりという言葉があるように、生活習慣の改善を継続することが大事なことです。良い結果に安心して三日坊主ならぬ「3カ月坊主」は願い下げとしましょう。

私は高血圧の患者さんや心臓病の患者さんとお話しする機会が多いのですが、皆さん、あれも良くしよう、これも改善しようと、たくさんのことをいっぺんに改めようと意気込む人が多いのです。

意欲の表れだとは思いますが、私は「意気込むことも無理をすることもないですよ」とアドバイスすることにしています。

血管を硬くしない生活、そして「高血圧息災」は1日にしてならず、です。毎日の生活習慣の改善を積み重ねることでご褒美が用意されているのです。

第6章のポイント

▼健診などで生活習慣病を指摘された人、血圧が高いことを指摘された人、現在、薬を服用している人は、いま一度ご自分の生活習慣をチェックして、悪い点があれば、早速改めるようにしましょう。

▼私がおすすめする食事の改善ポイントは次の五つです。

① 腹八分目の実行（食べ過ぎない）

② とにもかくにも野菜中心・野菜優先の食事

③ 塩八分目の実行（塩をとり過ぎない）

④ 白、黒、赤、青、黄、緑などカラフルに食材を登場させる

⑤ 1日1食は和食を（減塩に気をつけながら）

▼私がおすすめする日常生活の改善ポイントは次の五つです。

① 1回20分、早足で歩くことを週に2回は実行する

② 体操などで血液循環を良くする

③ 睡眠を十分にとる

④ 禁煙する

⑤　ストレスを溜めない（笑顔のある生活、笑いの絶えない毎日を）

▼継続は力なりです。命にかかわる血管の事故を予防するために、生活習慣の改善を毎日継続することが大事なことです。

あとがきにかえて

命にかかわる血管の事故は、「知識の力」で予防し、改善することができます。

本書を読まれて、心筋梗塞や脳卒中など命にかかわる血管の事故は、自覚症状がなくても、元気にしていても起こる危険性があることを理解していただけたと思います。

いま一度おさらいをしてみますと、「え、まさか、あの人が」と驚かれる、命にかかわる血管の事故は血管が硬い状態だと起きやすくなります。

血管が硬くなる原因としては、血管そのもの（血管の素材）を硬くするものと、血管を一時的に硬くさせるものとがあります。

血管そのものを硬くする原因には、加齢（年をとること）、動脈硬化、脂質異常症、糖尿病などがあり、血管を一時的に硬くさせるものには高血圧、交感神経の緊張、ストレス、寒さ（血管の収縮）などがあります。

血管そのものを硬くする原因が改善されないと、血管の硬い状態はますます進行します。血管を一時的に硬くさせる原因が改善されないと、常に血管は硬い状態となります。

年をとることは生命あるものの宿命ですが、それ以外の原因を取り除くことは自分で実行できることばかりです。

サイレント・キラー（静かな殺人者）の代表格である高血圧をはじめ、生活習慣病（糖尿病、脂質異常症など）の予防と、すでにそれらの病気を指摘されている人は至適な値にコントロールすること（改善）、そして禁煙が欠かせません。

年に1回は健診を受け、自分の血圧の値やコレステロール、中性脂肪の値、血糖値の異常の有無を知ることは、命にかかわる血管の事故を起こさない必須のマナーと言えるでしょう。

心臓、血管、高血圧についての最新の知識をもとに、血管を硬くしない生活をぜひ実行していただきたいと思います。

命にかかわる血管の事故は、知識の力で予防し、改善することができます。

あなたの知識の力の向上に、本書がお役に立つことでしょう。

高沢謙二　（たかざわ・けんじ）

1952年埼玉生まれ。浦和高校、東京医科大学卒業。卒業と同時に同大学大学院入学および同第二内科に入局。自治医科大学循環器内科へ研究出張後、東京医科大学第二内科へ帰局。現在、東京医科大学八王子医療センター病院長・循環器内科教授。東京薬科大学客員教授。医学博士。日本心血管画像動態学会理事、評議員を務める学会は日本循環器学会をはじめ7学会。日本内科学会指導医および認定医、日本循環器学会専門医、日本高血圧学会専門医、日本超音波医学会指導医および専門医、日本医師会認定産業医としても活動。著書に『血圧革命』『「若返り血管」をつくる生き方』（いずれも講談社プラスアルファ新書）、『「血管年齢」が若返る本』（マキノ出版）など。『世界一受けたい授業』をはじめテレビ番組にも出演して、大好評を博している。

PHP
Science World
016

知らないと怖い血管の話

心筋梗塞、脳卒中はなぜ突然起きる？

2010年3月8日 第1版第1刷発行

著者　高沢謙二
発行者　安藤 卓
発行所　株式会社ＰＨＰ研究所
東京本部　〒102-8331 千代田区一番町21
新書出版部　TEL 03-3239-6298（編集）
普及一部　TEL 03-3239-6233（販売）
京都本部　〒601-8411 京都市南区西九条北ノ内町11
PHP INTERFACE http://www.php.co.jp/

組版　有限会社エヴリ・シンク
装幀　寄藤文平　篠塚基伸（文平銀座）
印刷・製本所　図書印刷株式会社
［ジャンル 医療と薬］

落丁・乱丁本の場合は弊社制作管理部（TEL 03-3239-6226）へご連絡下さい。
送料弊社負担にてお取り替えいたします。

ISBN978-4-569-77763-4

「ＰＨＰサイエンス・ワールド新書」発刊にあたって

「なぜだろう？」「どうしてだろう？」――科学する心は、子どもが持つような素朴な疑問から始まります。それは、ときには発見する喜びであり、ドキドキするような感動であり、やがて自然と他者を慈しむ心へとつながっていくのです。人の持つ類いまれな好奇心の持続こそが、生きる糧となり、社会の本質を見抜く眼となることでしょう。

そうした、内なる「私」の好奇心を、再び取り戻し、大切に育んでいきたい――。ＰＨＰサイエンス・ワールド新書は、『私』から始まる科学の世界へ」をコンセプトに、身近な「なぜ」「なに」を大事にし、魅惑的なサイエンスの知の世界への旅立ちをお手伝いするシリーズです。「文系」「理系」という学問の壁を飛び越え、あくなき好奇心と探究心で、いざ、冒険の船出へ。

二〇〇九年九月　ＰＨＰ研究所